Mouna Ben Djebara
Amina Gargouri
Riadh Gouider

Les syndromes tardifs secondaires aux neuroleptiques

Mouna Ben Djebara
Amina Gargouri
Riadh Gouider

Les syndromes tardifs secondaires aux neuroleptiques

Résultats d'un essai clinique ouvert dans les dyskinésies tardives sévères

Presses Académiques Francophones

Imprint
Any brand names and product names mentioned in this book are subject to trademark, brand or patent protection and are trademarks or registered trademarks of their respective holders. The use of brand names, product names, common names, trade names, product descriptions etc. even without a particular marking in this work is in no way to be construed to mean that such names may be regarded as unrestricted in respect of trademark and brand protection legislation and could thus be used by anyone.

Cover image: www.ingimage.com

Publisher:
Presses Académiques Francophones
is a trademark of
International Book Market Service Ltd., member of OmniScriptum Publishing Group
17 Meldrum Street, Beau Bassin 71504, Mauritius

Printed at: see last page
ISBN: 978-3-8416-3568-6

Zugl. / Agréé par: Tunis, Faculté de Médecine de Tunis, Université Tunis-El Manar, 2006

Copyright © Mouna Ben Djebara, Amina Gargouri, Riadh Gouider
Copyright © 2015 International Book Market Service Ltd., member of OmniScriptum Publishing Group
All rights reserved. Beau Bassin 2015

ANTHONY FERRETTI
www.anthonyferretti.fr

Juin 2014

SOMMAIRE

Remerciements 5

INTRODUCTION 9

    Prémices 10
    Définition du « *smart grid* » 14
    Contexte 16
    Question de recherche 18

LE « *SMART GRID* » 21

    Contexte, une fin prémédité de l'âge Carbone 22
        Des enjeux économiques et écologiques 22
        Des moyens de production électrique décentralisés ... 24

    Production, consommation et distribution 27
        Le réseau électrique traditionnel 27
        L'équilibre entre la production, la consommation
        et la distribution 29

    Fonctionnement d'un « *smart grid* » 32
        Des compteurs d'électricité « intelligents » 32
        « Producteurs et consommateurs à la fois » 33
        « *Smart grid* » ou « *smart metering* » 37

COMPTEURS « INTELLIGENTS »
ET DONNÉES PERSONNELLES 41

    Surveillance et données personnelles 43
        Protection et respect de la vie privée 43
        Une asymétrie d'attention 47

    Contrôle & comportements 51
        Le compteur « intelligent », un dispositif 51
        Vers une « Société de contrôle » 55

LE DROIT À L'ATTENTION 61

Résister à la captation des données personnelles 62
La « contre-information » 62
Le bouton « *OFF* » 64

« La formation de l'attention » 65
La « sous-veillance » 65
Attention pratique et perceptive 66

CONCLUSION 71

BIBLIOGRAPHIE 77

REMERCIEMENTS

Ce mémoire n'aurait pas été possible sans la contribution d'un grand nombre de personnes, qui m'ont accompagné et partagé leurs idées et leurs connaissances.

J'adresse mes remerciements les plus chaleureux à :

- Pierre-Damien Huyghe et Annie Gentès pour leur attention, leur écoute et leurs conseils.
- Thierry Marcou, Gilles Rougon et Eric Lamoulen pour leur regard, leurs encouragements et leurs explications.

mes amis, dont :

- Marion Taillard, designer, pour ses conseils, son soutien et la relecture,
- Thomas Thibault, designer et co-gérant du Collectif Bam, qui m'a conseillé et aidé pour la suite de cette recherche,
- Arnaud Perez-Sers et Valentin Martineau, pour leur écoute et leurs conseils,
- Mes camarades de classe pour leur entraide et leur bonne humeur.

Et enfin merci à celles et à ceux que je ne cite pas mais qui ont participé de prés ou de loin à cette recherche.

COMMENT VEILLER À LA CAPTATION ET AU TRAITEMENT DES DONNÉES PERSONNELLES DU COMPTEUR ÉLECTRIQUE COMMUNICANT ?

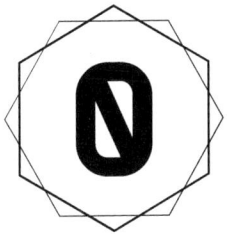

INTRODUCTION

QUESTION DE RECHERCHE

PRÉMICES

Le 21 février 2013, la Fondation Internet Nouvelle Génération[1], un *think tank*[2] sur les transformations numériques, présente à la Gaîté Lyrique son cahier d'enjeux « Questions Numériques 2013/2014 » consacré aux promesses du numérique.

Ce cahier d'enjeux restitue les travaux de près d'un an de créations et recherches collectives, où une centaine d'acteurs, décideurs, chercheurs, designers, acteurs publics et territoriaux, ont pris le temps d'identifier les promesses du numérique d'hier, d'aujourd'hui et de demain. Ces promesses retracent et exposent les controverses, les émergences, les problèmes, les ruptures et les transformations importantes opérées par ou au travers du numérique. De l'expérience des technologies, en passant par l'intelligence collective, cet ouvrage traite les questions et les changements qui marquent ou qui marqueront les années à venir.

Cet événement, qui a vu le jour courant 2013, était l'occasion pour la FING et ses partenaires de mettre à plat les interrogations phares autour des pratiques numériques.

Exerçant régulièrement une activité de designer avec la FING, j'ai été convié avec le Collectif Bam[3], pour concevoir et réaliser les vidéos animées[4] qui présentent en quelques minutes, 5 des 21 « promesses ».

Une des « promesses » de Questions Numériques 2013/2014, intitulée « Une planète plus smart », revient sur l'idée du « smart city », du « *smart grid* » et du tout « *smart* ». Elle expose plusieurs points de vues et problèmes au sujet des technologies de mesure, d'analyse, de contrôle et de pilotage :

---

1. « Créé en 2000, la FING est une association, situé à Paris, où 15 experts et chercheurs anticipent les mutations issues du numérique et de leurs usages », [site de l'association en ligne]. Disponible sur : < http://fing.org/?-Presentation- > (consulté le 30/04/2014).

2. Traduction (effectuée par mes soins) : Laboratoire d'idées.

3. « Collectif de designers et d'ingénieurs qui expérimente et conçoit des dispositifs collaboratifs innovants par le design pour aujourd'hui et pour demain », [site du collectif en ligne]. Disponible sur : < http://www.collectifbam.fr/ > (consulté le 30/04/2014).

4. Collectif Bam, *Question Numériques 2013/2014*, Paris, le 02/2013, [en ligne]. Disponible sur : < http://www.collectifbam.fr/project/questions-numeriques/ > (consulté le 30/04/2014).

Ces technologies ont-elles permis une croissance plus durable, plus économe en ressource ? Ont-elles permis de créer de meilleurs services et une meilleure qualité de vie ? Suffit-il d'être « *smart* » ? Quels sont réellement les grands bénéficiaires du « *smart city* » et du « *smart grid* » ?

Ces premières questions m'ont amené à m'intéresser à ce qu'on appelle dans le vocabulaire des experts de l'innovation énergétique, les « *smart grids* » : les réseaux de distribution d'électricité « intelligents ». D'autant plus que je ne savais pas de quoi il s'agissait concrètement.

C'est dans le cadre d'un Master 2 Recherche, spécialité Design et Environnements, que j'ai pu constitué cette recherche sur le sujet des « *smart grids* », avec les méthodes et les règles apprises au cours de ma formation. Cette présente recherche émane alors d'un intérêt pour les technologies de mesure, de comptage, de captation de données, et de leurs apports dans la vie quotidienne, ainsi que la consommation, la production, et la distribution de l'énergie.

Pratiquant une activité de designer parallèlement, je me dois de préciser au préalable qu'il s'agit ici d'une recherche émise par un designer, avec les outils et méthodes propres à cette profession. De ce fait, cette recherche expose ce en quoi le design a à voir avec les « *smart grids* ». Les diverses propositions présentées à la fin de cette recherche sont éminemment ouvertes à la discussion, elles restent en soi des hypothèses tournées vers la recherche par le design.

Nous pouvons constater que depuis une dizaine d'année, plusieurs initiatives d'acteurs publics et privées, d'institutions, d'entreprises et autres grandes organisations ont pour ambition de « rendre intelligent » tout ce qui interagit avec les individus. De la mobilité, de l'alimentaire, de la communication, de l'immobilier, de la culture, tout y passe.

« *Smart phone* », « *smart city* », « *smart power* », « *smart meter* », « *smart grid* »... Le « *smart* » est venu se glisser partout, comme si hier et aujourd'hui nous manquions d'intelligence.

Nous profiterons de ce début de recherche pour préciser ce que nous appelons réellement par « intelligence », son étymologie, et quelle traduction opère les entreprises avec le terme « *smart* » et « *smart grid* ». Qu'appelons-nous réellement « *smart* » ? D'où vient-il ? Que signifie t-il ? Que laisse t-il ou que ne laisse t-il pas transparaître ?

L'énergie est tout particulièrement concernée par « cette fièvre d'intelligence ». En France, divers projets d'expérimentions naissent dans certaines grandes villes. À Lyon, EDF installe des compteurs dits

« intelligents » capables de mesurer en temps réel les consommations énergétiques des habitants. À Issy-Les-Moulineaux, plusieurs grands groupes tel qu'EDF, ERDF, Bouygues, Microsoft, Alstom, Schneider Electric, Total ou encore Steria se sont mobilisés pour lancer en avril 2012 le projet « *IssyGrid* », reconnu comme « le premier réseau d'énergie à l'échelle du quartier[1] ». Ces entreprises, opérateurs et fournisseurs d'énergie sont désormais entrain de « dessiner autrement » la consommation, la production et la distribution énergétique.

Ces premiers constats, questions et ambivalences sur le terme d'intelligence, et mes débuts de lecture des ouvrages de l'économiste et prospectiviste Jeremy Rifkin dont « L'âge de l'accès, La nouvelle culture du capitalisme[2] » et « La Troisième Révolution Industrielle, Comment le pouvoir latéral va transformer l'énergie, l'économie et le monde[3] », m'ont conduit à construire une recherche sur les « *smart grids* » avec pour point de vue, celui d'un designer. Mais ce qui m'a très certainement convaincu que les « *smart grids* » peuvent être potentiellement traités par les designers, est le projet d'expérimentation « Mes Infos, le retour des données personnelles » mené par la FING, auquel je participe activement depuis Octobre 2013.

> *« Si j'ai une donnée sur vous, vous l'avez aussi. Et vous en faites... ce qui a du sens pour vous !» C'est autour de cette idée que, depuis 2012, la FING et plusieurs partenaires ont engagé le projet Mes Infos : explorer ce qu'il se passerait si les organisations qui possèdent des données personnelles partageaient ces données avec les individus qu'elles concernent. En un an, nous avons prouvé que cette idée répondait à de réelles attentes ; qu'elle pouvait s'incarner dans des usages très concrets qui bénéficient tant aux individus qu'aux organisations ; qu'elle s'explorait déjà ailleurs et résonnait avec les réflexions de plusieurs grandes entreprises, gouvernements ou équipes de recherche[4]. »*

---

1. Jean-Charles Guézel, « Les avancées d'Issygrid, le smart grid d'Issy-Les-Moulineaux », in : *LeMoniteur*, le 27/09/2013, [en ligne]. Disponible sur < http://www.lemoniteur.fr/181-innovation-chantiers/article/actualite/22477662-les-avancees-d-issygrid-le-smartgrid-d-issy-les-moulineaux > (consulté le 30 avril 2014).
2. Jeremy Rifkin, *L'âge de l'accès, la nouvelle culture du capitalisme*, traduit de l'anglais (Etats-Unis) par Marc Saint-Upéry, Édition La découverte Poche, Paris, 2000.
3. Jeremy Rifkin, *La Troisième Révolution Industrielle – Comment le pouvoir latéral va transformer l'énergie, l'économie et le monde*, traduit de l'anglais par Françoise et Paul Chemla, LLL Les Liens Qui Libèrent, 2012.
4. Marine Albarède, Renaud Francou et Daniel Kaplan (Fondation Internet Nouvelle Génération), *Mes Infos – Cahier d'exploration*, Paris, le 05/2013.

Quels rapports entretiennent les « *smart grids* » avec l'expérimentation « Mes Infos » ? A priori, l'énergie n'a pas tellement à voir avec les données personnelles. Or, nous verrons au fil de cette recherche qu'elle est fortement impactée et concernée par ce sujet, aussi bien par la captation des données personnelles via les compteurs dits « intelligents » et autres technologies de mesure, que par les distributions de ces informations.

Tout au long de cette expérimentation grandeur nature, j'ai réalisé avec le Collectif Bam, des outils de conception participative permettant aux participants, entreprises, associations, étudiants, designers, de créer des services basés sur le retour des données personnelles aux individus, j'ai pu également animer les ateliers et gouter à la dynamique et à la volonté de certaines grandes entreprises de partager des données. J'ai pu alors assister et voir, parallèlement à la rédaction de cette recherche, une multitude d'idées, de projets, de services autour du partage des données personnelles, naître pendant cette expérimentation, où le design a visiblement une opportunité à saisir.

C'est sur cette rencontre entre design, sciences humaines et « *smart grids* » que le mémoire commence, afin de concevoir des services personnels de données.

DÉFINITION DU « SMART GRID »

Qu'est ce qu'un « smart grid » ? Un réseau de distribution de l'électricité dit « intelligent » ? Identifier, voire trouver la définition du « smart grid » s'est révélé être une tâche difficile, vue l'actualité et le nombre important de définitions proposées sur ce sujet. Afin de débuter cette recherche sur de solides bases, nous pouvons nous accorder comme première définition, celle de la Commission Européenne émise le 12 avril 2011 à Bruxelles :

> « Les smart grids sont des réseaux électriques capables d'intégrer efficacement les comportements et actions de tous les utilisateurs qui y sont raccordés – producteurs, consommateurs et utilisateurs à la fois producteurs et consommateurs – afin de constituer un système rentable et durable, présentant des pertes faibles et un niveau élevé de qualité et de sécurité d'approvisionnement[1]. »

Un « smart grid » semble être un réseau de distribution d'électricité qui utilise des technologies informatiques pour optimiser la production, la consommation et la distribution d'électricité. Son objectif semble être de réguler l'offre et la demande en énergie électrique en lissant les pics de consommation qui sont coûteux et polluant, ce qui devrait, entre autre, réduire les émissions de gaz à effet de serre.

Concrètement, ces « smart grids » se présentent comme des réseaux électriques sur lesquels on a ajouté « un système numérique de communication bidirectionnelle entre fournisseur et consommateur, un système intelligent de mesure et un système de contrôle, le système intelligent de mesure faisant généralement partie intégrante des réseaux intelligents[2] ».

Cette définition provient d'une part de mes propres recherches, mais aussi des entretiens non-directifs, que j'ai entrepris avec certains experts et chercheurs spécialisés dans ce champ d'innovation, qui m'ont offert de précieuses informations sur ce sujet. Seulement deux de ces entretiens ont été restitués dans ce mémoire : le premier, le mercredi 16 avril 2014 avec Thierry Marcou, membre de la FING depuis 2004, chef de projet

---

1. Parlement Européen, *Réseaux intelligents : de l'innovation au déploiement*, Bruxelles, le 12/04/2011 [en ligne]. Disponible sur : < http://eurlex.europa.eu/LexUriServ/LexUriServ.do?uri=CELEX:52011DC0202:EN:HTML:NOT > (consulté le 04/01/2014).

2. Ibid.

d' « Alléger la Ville[1] », et le second, avec Gilles Rougon, Responsable Design Transverse d'EDF R&D, le mercredi 16 et jeudi 17 avril 2014.

Nous aurons, par la suite, l'occasion de revenir sur cette définition, qui, je préfère le noter dès maintenant, reste déjà orientée par une vision des grands acteurs des « smart grids ».

> *« Aujourd'hui, la vraie question qu'adressent les « smart grids », ce n'est pas la seule intelligence qui serait apportée par la combinaison de l'informatique et de l'énergie. Elle demande de gérer à tout instant l'équilibre entre la production et la consommation d'électricité. Il s'agit à chaque seconde de faire le meilleur choix possible entre consommation instantanée et énergie disponible, en maintenant le confort et la sécurité de l'utilisateur de cette énergie[2]. »*

Le domaine de recherche proposé dans ce mémoire est celui des réseaux de distribution de l'électricité dits « intelligents, aussi appelés « smart grids ». Nous analyserons les compteurs « intelligents », et plus particulièrement le compteur Linky proposé par EDF, tout en enrichissant cette recherche par d'autres initiatives et projets d'expérimentations.

---

1. « Alléger la ville », est une expédition menée par la FING, au sein de laquelle le Collectif Bam et moi même avons été conviés pour participer à la création du contenu et à la mise en forme des 4 pistes d'innovation. « L'expédition « Alléger la ville » avait pour vocation d'explorer d'autres approches de la « ville intelligente et durable », pour en ramener des opportunités, des défis et des pistes d'action ». « Alléger la ville » est l'un des projets qui m'a amené à m'intéresser aux « smart grids ». Il explore le potentiel, la contribution et les changements opérés par l'innovation « ascendante et décentralisée » à l'objectif d'une ville durable et désirable.
<u>Source</u> : Collectif Bam, *Alléger la ville*, Paris, le 09/2013, [en ligne]. Disponible sur : < http://www.collectifbam.fr/project/alleger-la-ville/ > (consulté le 04/01/2014).

2. Entretien avec Gilles Rougon, le 16/04/2014.

CONTEXTE

Pourquoi « rendre intelligent » les réseaux de distribution d'électricité ? Pourquoi sont-ils apparemment « intelligents » ? Qu'entendent les opérateurs d'énergie par « *smart* » ? Pour qui est-ce intelligent ? Qui est ce que « ça rend intelligent » ? Ces questions vont nous permettre de nous immerger dans les « *smart grids* », et de comprendre leur fonctionnement, leur objectif, quelques moyens techniques déployés et les formes de distribution mises en place.

Avec le réchauffement climatique, la hausse du coût du pétrole et sa raréfaction exponentielle, le développement des « *smart grids* », et des énergies renouvelables semble être plus qu'une nécessité pour l'avenir de notre société contemporaine. Pour Jeremy Rifkin, « nous avons atteint les dernières limites des possibilités de poursuivre la croissance mondiale dans le cadre d'un système économique profondément dépendant du pétrole et des autres énergies fossiles. Nous vivons actuellement la fin de la deuxième révolution industrielle et de l'âge du pétrole qui est son fondement[1] ».

Les « *smart grids* » permettraient une meilleure intégration des énergies intermittentes, aussi appelées énergies renouvelables, elles mêmes de nature décentralisée, de par leurs positionnements géographiques inhabituels (comme les panneaux solaires à domicile). Ces réseaux électriques dits « intelligents » permettraient de construire des dispositifs alternatifs face aux moyens de production centralisés (tel que les centrales nucléaires). Point important inscrit dans la définition de la Commission Européenne, les « *smart grids* » considéreraient l'individu connecté au réseau non plus seulement comme un consommateur, mais comme un consommateur et un producteur à la fois. Il semble qu'avec les « *smart grids* », ces individus connectés puissent produire eux mêmes leur énergie électrique. Mais deviennent-ils pour autant leurs propres décideurs énergétiques ? Écrivent-ils réellement leur énergie ?

---

1. Jeremy Rifkin, *La Troisième Révolution Industrielle – Comment le pouvoir latéral va transformer l'énergie, l'économie et le monde*, traduit de l'anglais par Françoise et Paul Chemla, LLL Les Liens Qui Libèrent, 2012, p.28.

Aujourd'hui, le déploiement des « *smart grids* » est lancé. Une directive européenne[1] de 2009 prévoit d'équiper 80% des foyers de compteurs « intelligents » d'ici 2020. Aux Etats-Unis, 3,4 milliards de dollars[2] sont investit dans le développement de ces réseaux électriques. Prometteuses, ces « *smart grids* » suscitent beaucoup d'intérêts chez les opérateurs d'énergie et de transport, mais aussi de nombreuses interrogations liées à la gestion des données personnelles.

En effet, nous pouvons constater une opposition entre deux idées du « *smart grid* ». La première consiste à mettre en capacité les individus connectés au réseau électrique de devenir leurs propres décideurs énergétiques via des moyens de production décentralisés d'électricité. La deuxième se base sur des technologies de mesure tel que des compteurs « intelligents » qui captent les données personnelles de consommation et de production électrique de ces individus pour équilibrer l'offre et la demande en énergie électrique. Autrement dit, les « *smart grids* » permettent-ils aux individus d'écrire leur énergie, ou de lire l'énergie qu'ils produisent ou consomment ?

---

1. Parlement Européen, *Directive 2009/72/CE du Parlement Européen et du Conseil de 13 juillet 2009 concernant des règles communes pour le marché intérieur de l'électricité et abrogeant la directive 2003/54/CE*, Annexe 1 : Mesures relatives à la protection des consommateurs, 2009, [en ligne]. Disponible sur : < http://eur-lex.europa.eu/LexUriServ/LexUriServ.do?uri=CELEX:32009L0072:FRNOT > (consulté le 04/01/2014).

2. The White House, *President Obama Announces $3.4 Billion Investment to Spur Transition to Smart Energy Grid*, Washington, 27/10/2009, [en linge]. Disponible sur : < http://www.whitehouse.gov/the-press-office/president-obama-announces-34-billion-investment-spur-transition-smart-energy-grid > (consulté le 04/01/2014).

QUESTION DE RECHERCHE

Au début de cette recherche, mon attention se portait d'avantage sur les moyens de production décentralisés d'énergie. Or, j'ai rapidement remarqué que le « *smart grid* » est avant tout une affaire de distribution de contrôle par des technologies de mesure.

Les différents entretiens et les recherches que j'ai pu mener, m'amènent à un problème propre à la protection de la vie privée, à la surveillance et au thème de la captation des données personnelles.

Comment établir une symétrie de contrôle vis à vis de la captation des données personnelles dans les réseaux de distribution d'électricité dits « intelligents » ?

Une incursion dans le fonctionnement et les objectifs de ces réseaux électriques nous permettra de cerner les quelques changements qu'ils opèrent.
C'est pourquoi, la première partie de ce mémoire expose brièvement les enjeux économiques et écologiques auxquels les « *smart grids* » tentent de répondre. Le cadre théorique développé en ce début de recherche, comporte une analyse des compteurs « intelligents » et de leur système de récupération et de divulgation d'information sur les consommations et productions énergétiques des individus connectés au réseau électrique, ce qui nous aidera à distinguer et comprendre les deux significations de la notion d'intelligence au sujet des « *smart grids* ».

Dans la seconde partie de ce mémoire, nous opposerons l'ambition, voire la promesse des « *smart grids* » de donner en capacité les individus « à écrire leur énergie » en toute autonomie, indépendamment ou non des grands opérateurs d'énergie, à la réalité de terrain où concrètement des compteurs « intelligents » permettent de récolter de précieuses données à caractère personnel, utilisées par ces opérateurs pour lisser les pics de production et de consommation en temps réel.

La troisième partie présente quelques réponses hypothétiques, vis-à-vis du problème identifié dans cette recherche. Nous énoncerons les ouvertures possibles à des recherches ultérieures, qui peuvent être potentiellement traitées par le design. Ces propositions font suite aux analyses et entretiens de cette recherche. Chacune d'elle résulte d'un point de vue spécifique. Elles ne sont ni définitives, ni fermées au développement.

À ce jour, je ne prends partie pour aucune de ces propositions. Elles ne sont aucunement vouées à la commercialisation, et restent inscrites dans un cadre spécifiquement dédié à la recherche.

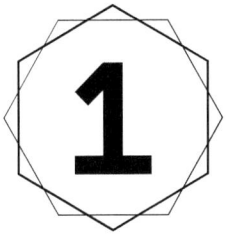

LE « *SMART GRID* »

PREMIÈRE PARTIE

Nous proposons ici de présenter brièvement le fonctionnement actuel du réseau de distribution d'électricité, en France. Nous aborderons les diverses difficultés que rencontrent les opérateurs énergétiques à gérer la consommation, la production d'énergie électrique, les moyens techniques qu'ils emploient et mettent à disposition. Cette étude s'appuiera sur les deux entretiens, que j'ai pu mené, avec Thierry Marcou et Gilles Rougon. Nous parlerons de crise pétrolière, d'énergies renouvelables et d'équilibre entre production, consommation et distribution.

CONTEXTE, UNE FIN PRÉMÉDITÉ DE L'ÂGE CARBONE

DES ENJEUX ÉCONOMIQUES ET ÉCOLOGIQUES

Le pétrole se fait rare, et se fait cher. Si nous suivons les chiffres communiqués par Jeremy Rifkin dans son ouvrage « La Troisième Révolution Industrielle », nous allons tout droit vers une fin de l'âge du pétrole[1].

> « Trente-cinq ans plus tard, en juillet 2008, le cours du pétrole sur le marché mondial culminait au niveau record de 147 dollars le baril[2]. Sept ans avant seulement, il était à moins de 24 dollars[3]. »

Le prix du pétrole ne cesse d'augmenter. Même si quelques puits pétroliers viennent d'être découverts ces dernières années, nous puisons

---

1. Jeremy Rifkin, *La Troisième Révolution Industrielle – Comment le pouvoir latéral va transformer l'énergie, l'économie et le monde*, traduit de l'anglais par Françoise et Paul Chemla, LLL Les Liens Qui Libèrent, 2012, p.26.

2. J. Mouawad, « One Year After Oil's Price Peak : Volatility », in : *New York Times*, le 10/07/2009, [en ligne]. Disponible sur : <http://green.blogs.nytimes.com/2009/07/10/one-year-after-oils-price-peak-volatility >.
Origine de la source : Jeremy Rifkin, *La Troisième Révolution Industrielle – Comment le pouvoir latéral va transformer l'énergie, l'économie et le monde*, traduit de l'anglais par Françoise et Paul Chemla, LLL Les Liens Qui Libèrent, 2012, p.26.

3. U.S. Energy Information Administration (EIA) Independent Statistic and Analysis, *Weekly All Countries Spot Price FOB Weighted by Estimated Export Volume (Dollars per Barrel)*, le 09/03/2011, [en ligne]. Disponible sur : < http://www.eia.doe.gov/dnav/pet/hist/LeafHandler.ashx?n=PET&s=WTO-TWORLD&f=W >.
Origine de la source : Jeremy Rifkin, *La Troisième Révolution Industrielle – Comment le pouvoir latéral va transformer l'énergie, l'économie et le monde*, traduit de l'anglais par Françoise et Paul Chemla, LLL Les Liens Qui Libèrent, 2012, p.26.

actuellement les dernières ressources pétrolières de la planète. En plus d'une crise économique, les énergies fossiles entrainent de lourdes conséquences climatiques, en rejetant une grande quantité de dioxyde de Carbone. En effet, cette concentration exponentielle de CO2 dans l'atmosphère menace l'écosystème de la planète. La fonte des glaciers, causée par le réchauffement climatique, en est un exemple.

Énoncer les enjeux écologiques et économiques n'est pas le sujet de ce mémoire, mais il convient de préciser le contexte d'émergence des « *smart grids* ». Contexte de crise pétrolière, où les initiatives et les plans d'actions contre le changement climatique s'installent fur et à mesure.

> « *En mars 2007, les chefs d'État et de gouvernement de l'UE se sont engagés à réduire les émissions de l'Union de 30 % par rapport aux niveaux de 1990 d'ici 2020 dans le cadre d'un accord international global, pour autant que d'autres pays développés s'engagent à des réductions similaires. Les pays en développement plus avancés sur le plan économique devraient également s'engager à apporter une contribution adaptée à leurs capacités respectives. Parallèlement, les dirigeants européens ont souligné leur détermination à voir l'Union bénéficier d'une « prime au premier entrant », en s'engageant à réduire les émissions de l'UE d'au moins 20 % par rapport aux niveaux de 1990 d'ici 2020, quelles que soient les actions engagées par les autres pays*[1]. »

Réduire la consommation d'énergie de 20% en améliorant l'efficacité énergétique, augmenter de 20% la part des énergies renouvelables dans la consommation énergétique (qui est de 9% aujourd'hui), et enfin augmenter de 10 % la part des biocarburants produits dans le respect du développement durable et autres carburants renouvelables, tels sont les trois objectifs énergétiques que les états membres de l'Union Européenne doivent atteindre d'ici 2020.

Les « *smart grids* » se présentent dans les discours des opérateurs, fournisseurs d'énergie et chez certains experts, entreprises, acteurs privés et publics de ce marché en pleine explosion, comme une alternative à la crise pétrolière, une réponse aux enjeux économiques et écologiques d'une ère post-Carbone.

---

1. Ministère de l'écologie, du développement durable et de l'énergie, *Le post Kyoto et les perspectives européennes, Objectifs Européens 2020 et 2050*, le 08/02/2013, mis à jour le 23/01/2014, [en ligne]. Disponible sur : < http://www.developpement-durable.gouv.fr/Objectifs-europeens-2020-et-2050,13966.html > (consulté le 03/05/2014).

DES MOYENS DE PRODUCTION ÉLECTRIQUE DÉCENTRALISÉS

Vu l'étendue de ces enjeux écologiques et économiques, d'autres moyens de production ont vu le jour ces dernières années : les ENR, les énergies nouvelles renouvelables. Les panneaux solaires, les éoliennes, la biomasse, l'hydraulique en sont quelques exemples. Toutes sont considérées comme « propres », c'est à dire que l'émission de CO2 de ces moyens de production est quasiment nul.

À tire d'exemple, « 1 m² de cellules photovoltaïques produit environ 100kWh par an en moyenne et jusque 130 kWh dans les régions ensoleillées du Sud. 1 m2 de panneau photovoltaïque économise l'émission de 100 kg de C02 par an : les émissions sont de 85 à 94 % inférieures à celles d'une centrale au charbon ou au fioul dont le rendement plafonne à 35%[1] ».

D'après les chiffres du CNRS (Centre National de la Recherche Scientifique) sur la production totale d'électricité dans le monde en 2011[2], la part des énergies d'origine renouvelable et hydraulique est très faible par rapport à celle des énergies d'origine thermique et nucléaire.

- 67,9% d'électricité d'origine thermique (charbon, gaz, pétrole).
- 16,3% d'électricité d'origine hydraulique.
- 11,7% d'électricité d'origine nucléaire.
- 4,1% d'électricité d'origine renouvelable (autre qu'hydraulique).

Néanmoins, les énergies renouvelables se déploient à vitesse grand V. « Le marché de l'énergie photovoltaïque est en forte croissance en France (30% à 40% par an), avec notamment 800 raccordements d'installations solaires au réseau EDF chaque mois[3] ». L'Allemagne et l'Espagne

---

1. Planetoscope (Statistiques mondiales en temps réel), *L'électricité solaire photovoltaïque en France*, [en ligne]. Disponible sur : < http://www.planetoscope.com/solaire/4-production-d-electricite-solaire-photovoltaique-en-france.html > (consulté le 04/05/2014).

2. Centre National de la Recherche Scientifique, *L'Énergie Nucléaire dans le Monde*, le 06/2013, [en ligne]. Disponible sur : < http://www.cnrs.fr/cw/dossiers/dosnucleaire/darkcartes/1_production-mondiale-d-electricite.php > (consulté le 04/05/2014).

3. Planetoscope (Statistiques mondiales en temps réel), *L'électricité solaire photovoltaïque en France*, [en ligne]. Disponible sur : < http://www.planetoscope.com/solaire/4-production-d-electricite-solaire-photovoltaique-en-france.html > (consulté le 04/05/2014).

sont les leaders mondiaux de l'énergie solaire, mais la France détient la 7e place des pays installateurs de panneaux photovoltaïques[1].

De plus, les énergies renouvelables, contrairement aux centrales nucléaires ou thermiques ont la possibilité d'être décentralisées, c'est à dire qu'elles peuvent être intégrées dans des lieux qui ne sont pas destinés à la production énergétique. Un individu peut installer des panneaux solaires sur le toit de son domicile ou une éolienne dans son jardin. Cependant de nombreuses contraintes, géographiques, sonores, climatiques et environnementales, limitent voire freinent le déploiement et le développement de ces technologies.

> « *Dans l'inconscient collectif, l'éolienne à domicile s'apparente à celle vue dans les ranchs du Far West. Les individus imaginent qu'elle tourne en permanence, en omettant qu'elle est dans une plaine, qu'elle est positionnée en hauteur, et qu'elle sert à remonter mécaniquement l'eau d'une nappe peu profonde.*
> *Or une éolienne destinée à produire de l'électricité doit être installée à une hauteur suffisante pour bénéficier d'un bassin de vent constant. Par ailleurs il faut l'éloigner des obstacles qui engendrent des instabilités type vortex, et cela tout autour de l'éolienne. Par conséquent, il est difficile d'installer en ville des éoliennes efficaces*[2]. »

Ces technologies doivent alors disposer de conditions propices à leur installation et à leur fonctionnement. L'éolienne n'est pas un cas isolé.

> « *S'il y a du soleil dans le Sud de la France il n'y en a pas autant dans le Nord. Les bassins de vents sont également divers sur les territoires. Les retenues hydrauliques ne sont pas présentes partout. La géologie de nos sous-sols n'offre pas tous les mêmes potentiels géothermiques, etc...* [3]. »

Les énergies renouvelables ne sont donc pas les mêmes partout. Certains sites géographiques se prêtent plus aux panneaux photovoltaïques, d'autres à l'hydraulique ou à l'éolien. C'est pourquoi, les énergies renouvelables peuvent être aussi concernées par la centralisation, du fait de leurs emplacements géographiques qui varient. Les parcs solaires géants et les grandes fermes éoliennes en sont quelques exemples. Elles

---

1. Planetoscope (Statistiques mondiales en temps réel), *L'électricité solaire photovoltaïque en France*, [en ligne]. Disponible sur : < http://www.planetoscope.com/solaire/4-production-d-electricite-solaire-photovoltaique-en-france.html > (consulté le 04/05/2014).
2. Entretien avec Gilles Rougon, le 16/04/2014.
3. Ibid.

peuvent devenir des moyens de production centralisés, installés et gérés par les fournisseurs et opérateurs d'énergie.

Ce qu'il faut comprendre ici, c'est que la décentralisation des moyens de production a permis aux individus ou collectifs connectés au réseau de devenir des producteurs d'énergie, en plus d'être des consommateurs. Quel rapport existe t-il entre les énergies renouvelables et les « *smart grids* » ?

Nous ne pouvons parler de « *smart grids* », sans prendre en considération l'émergence et le déploiement des énergies renouvelables. Nous proposons ici, non pas de développer une étude de ces technologies, mais de préciser que ces réseaux « intelligents » sont, d'après la définition de la Commission Européenne énoncé en introduction, « capable d'intégrer efficacement les comportements et actions de tous les utilisateurs qui y sont raccordés – producteurs, consommateurs et utilisateurs à la fois producteurs et consommateurs ». C'est à dire, qu'un individu, un collectif, une organisation ou tous type d'acteurs confondus serait alors compris dans un « *smart grid* » comme un producteur potentiel, et non plus seulement comme un consommateur.

Nous reviendrons sur cette définition un peu plus tard dans ce mémoire, lorsque nous aborderons la notion d'intelligence. Nous nous contenterons, pour le moment, de comprendre que les « *smart grids* » sont des réseaux électriques capables de prendre en considération les énergies renouvelables comme moyens de production centralisés ou décentralisés.

Avant de poursuivre sur une étude du « *smart grid* », nous exposerons le fonctionnement d'un réseau électrique traditionnel, et plus particulièrement les opérations effectuées par les fournisseurs d'énergie pour équilibrer l'offre et la demande en énergie.

PRODUCTION, CONSOMMATION ET DISTRIBUTION

LE RÉSEAU ÉLECTRIQUE TRADITIONNEL

> « Dans un réseau électrique traditionnel, l'électricité est transportée sur des «autoroutes», puis distribuée via «des «départementales» et des «petites routes de campagnes»». Ces voies sont maillées de manière assez forte sauf dans certains endroits. Le réseau a été dimensionné pour les pics de consommation en conservant une marge de sécurité. En simplifiant la taille des câbles a été choisie à leur construction pour encaisser ces fluctuations de consommation et de production[1]. »

Parler de réseau électrique, c'est penser la production, la consommation et la distribution. Ce triptyque sera également le socle d'étude des « smart grids ».

Dans un réseau électrique traditionnel, la production est généralement assistée par un mix de moyens de production centralisée comme des centrales thermiques à flamme, des centrales nucléaires, des barrages, des champs d'éoliennes et de panneaux solaires. C'est à dire qu'ils sont localisés dans un lieu spécifiquement dédié à la production. Ils se trouvent hors des habitations. Comme nous avons pu le noter précédemment, les énergies renouvelables peuvent également être centralisées.

Un réseau électrique traditionnel ne prend pas en compte l'arrivée des moyens de production décentralisés. Il est conçu d'après un schéma très précis : d'une part des consommateurs, d'autre part des moyens de production centralisés et enfin un réseau de distribution capable de supporter les pics de consommation et de production.

> « En France, les investissements dans le réseau de distribution visent à assurer la fourniture d'une électricité de qualité et sûre. Les centrales nucléaires sont les moyens de production centralisés principalement utilisés en base. En fonction des prévisions de consommation et de la disponibilité des énergies renouvelables d'autres moyens de production viennent s'additionner. Les derniers moyens

---

1. Entretien avec Gilles Rougon, le 16/04/2014.

appelés sont généralement les centrales thermiques à flammes (où sont brulés du pétrole et du gaz). Leur avantage est d'être activables très rapidement mais au prix de rejets de CO2 important[1]. »

Les opérateurs énergétiques ont alors pour objectif de faire correspondre la courbe de la production avec celle de la consommation. En résumé, plusieurs moyens de production sont utilisés pour éviter une panne générale du réseau.
Équivaloir le niveau de production avec celui de la consommation peut s'avérer coûteux et polluant à certains moment de la journée, puisque cela peut demander de lancer rapidement des moyens de production qui rejettent une grande quantité de CO2.

Si tous les individus, ou si un très grand nombre d'individus, consomment de l'électricité en même temps à un moment donné, les opérateurs d'énergie se chargent d'activer, dans la seconde qui suit, des moyens de production plus rapides (comme les centrales thermiques ou les moyens renouvelables disponibles à ce moment) à l'instant où la hausse du niveau de consommation apparaît. Généralement, les études d'équipes spécialisées permettent d'anticiper ces phénomènes.

> *« Lors de la coupe de monde de football de 1998, EDF et ERDF anticipent qu'un très grand nombre d'individus regarderait la télévision. Cependant, au moment de la mi-temps, nous avons échappé de justesse à un « black out ». Il était en effet difficile d'anticiper exactement le nombre de personnes qui suivraient le match. Or, certains ont éclairé le couloir puis les toilettes, d'autres ont prix quelque chose dans le réfrigérateur qui s'est allumé, sans compter ceux qui ont mis en route le micro-onde... Chacun de ces usages représente une faible consommation. Mais ils ont eu lieu simultanément, synonyme d'un énorme pic de consommation sur un temps très court[2]. »*

En ce début de recherche, nous avons identifié trois critères essentiels pour obtenir un équilibre entre production et consommation dans les réseaux traditionnels de distribution d'électricité :

- Un réseau de distribution d'électricité capable d'acheminer l'énergie et de supporter les pics de consommation et de production ;
- Des moyens de production de base pour la consommation régulière ;

---

1. Entretien avec Gilles Rougon, le 16/04/2014.
2. Ibid.

- Des moyens de production quasi-instantanés qui permettent à tout moment de relever la courbe de production lorsqu'elle risque d'être inférieure à celle de la consommation.

L'ÉQUILIBRE ENTRE LA PRODUCTION, LA CONSOMMATION ET LA DISTRIBUTION

Nous venons d'aborder les fondements d'un réseau électrique traditionnel. Les équipes de prévision, de production électrique et de conduite du réseau cherchent en permanence et simultanément un équilibre entre production, consommation et distribution. L'exposé du fonctionnement de ce réseau nous a amené à comprendre que les opérateurs d'énergie électrique sont en constante gestion de la production et de la distribution de l'électricité en fonction de la consommation de l'ensemble des entités connectées au réseau (qu'ils s'agissent des individus, des entreprises ou autres organisations). Nous pouvons alors prétendre l'idée que les fournisseurs d'électricité, dans un réseau électrique traditionnel, ne gèrent pas la consommation. Seuls les compteurs électriques standards (ceux qui précèdent les compteurs « intelligents ») mesurent la consommation électrique afin d'aider les opérateurs à gérer et anticiper la production et la distribution.

Avec l'insertion des moyens de production décentralisés, des individus ou collectifs autres que des compagnies énergétiques, commencent à produire de l'énergie. C'est à dire, que l'équation entre consommation, production issue des moyens de production centralisés et distribution n'est plus suffisante. L'électricité peut également être générée par des moyens de production décentralisés.

> « Imaginons qu'à un moment donné, une proportion importante des logements produisent simultanément de l'électricité grâce à des panneaux solaires sur leur toiture. Si elle est envoyée directement et intégralement dans le réseau, celui-ci peut recevoir plus de débit que ce qu'il est capable d'encaisser. Autrement dit, si l'on investit dans les moyens de production décentralisés, il faut également investir dans la consolidation du réseau de distribution[1]. »

Schématiquement, les courbes de production pour les énergies renouvelables telles que les panneaux solaires, ne sont généralement pas superposables avec les courbes de consommation. Autrement dit, une partie de l'énergie électrique produite doit être stockée un moment donné

---

1. Entretien avec Gilles Rougon, le 16/04/2014.

pour être distribuée dans un intervalle de temps adéquat à cette opération. Le stockage est alors nécessaire pour pouvoir distribuer l'électricité produite par les énergies renouvelables, lorsque les individus en ont besoin.

> « Actuellement, un grand nombre d'individus décident d'installer des moyens de production à domicile. L'impact énergétique de cette production sur le réseau est minime, tant que ce nombre de particuliers reste faible. Nous pouvons considérer, en quelque sorte, le réseau comme un très grand stockeur. Cependant si une proportion importante des bâtiments est productrice d'énergies renouvelables mais que le réseau électrique n'a pas évolué, il ne pourra plus encaisser les moments de forte production locale. Or, si le particulier peut investir dans un moyen de production sur sa toiture, il n'est pas vraiment conscient ni prêt à investir simultanément dans la consolidation du réseau de distribution. Là apparaît le besoin de stocker localement l'énergie produite dans des batteries électriques et/ou des moyens de stockage thermiques.
>
> Autrement dit, quand on pense énergie renouvelable donc intermittentes, il faut prendre en compte la consommation, la production, le stockage et le réseau de distribution[1]. »

Aujourd'hui, les distributeurs d'électricité doivent aussi trouver un équilibre entre une production venue des moyens de production décentralisés (énergies renouvelables), le réseau de distribution et la consommation. Mais qu'en est-il du stockage de l'énergie ? Si ces individus ou collectifs connectés au réseau peuvent stocker l'énergie qu'ils produisent, ils n'auraient, semble t-il, pas besoin de déléguer leur énergie aux opérateurs d'électricité. Ce serait une alternative à la gestion de l'équilibre production, distribution et consommation, des grands acteurs des réseaux électriques.

> « Si l'on admet qu'un individu investit et utilise à domicile des moyens de production d'énergie renouvelable, il faut penser simultanément les moyens de stockage de l'énergie. Comme nous avons pu l'expliquer, les courbes de consommation et de production sont différentes. L'énergie produite par ces moyens de production locaux doit être stockée et ensuite utilisée au moment voulu. Or, le stockage de l'électricité en grande quantité s'avère difficile et coûteux.
>
> L'alternative est alors de déplacer l'énergie produite par cet individu à un autre endroit du réseau où elle sera consommée par

---

1. Entretien avec Gilles Rougon, le 16/04/2014.

d'autres personnes. Cela demande alors des investissements dans les câbles de transport de l'électricité, ainsi que dans des compteurs qui mesurent la production et la consommation électrique[1]. »

« Le réseau a une limite physique à ne pas dépasser[2]. »

En effet le stockage de l'électricité en grande quantité est difficile à l'échelle d'un bâtiment. Les opérateurs investissent alors dans la consolidation des câbles, et dans les compteurs « intelligents ». Pour remplir leur objectif, ils ont alors développé et expérimentent actuellement en France, des technologies de mesures qui permettent de récupérer les données de consommation et de production de chaque entité (individu et collectif) connectée au réseau. Le compteur électrique traditionnel est devenu obsolète, puisque il ne peut pas mesurer continuellement et précisément la consommation et la production d'électricité.

Nous venons de comprendre ce pourquoi il s'avère nécessaire aujourd'hui de changer les modes traditionnels de production, de consommation et de distribution de l'électricité, en énonçant les différents enjeux économiques et écologiques qui forment le contexte d'émergence des « *smart grids* ». Nous avons brièvement présenté le fonctionnement d'un réseau d'électricité classique, et les transformations qu'opèrent les moyens de production décentralisés sur ce système. Nous continuerons cette présente recherche en expliquant les mécanismes d'un réseau électrique « intelligent » par une étude du compteur Linky, et en analysant l'intelligence évoqué par les « *smart grids* ».

---

1. Entretien avec Gilles Rougon, le 16/04/2014.
2. Ibid.

FONCTIONNEMENT D'UN « SMART GRID »

DES COMPTEURS D'ÉLECTRICITÉ « INTELLIGENTS »

> « Le système énergétique traditionnel avec une production centralisée peut se représenter comme le système sanguin avec son cœur et ses vaisseaux de circulation. La production décentralisée est à l'image du système lymphatique, qui contrairement au système sanguin n'a pas de pompe. Par analogie avec le corps humain, nous pouvons expliquer que le réseau électrique d'aujourd'hui a un système nerveux conçu pour ne gérer que le système sanguin. L'apport du numérique permettrait d'une certaine manière de lier le sanguin et le lymphatique. Demain l'écosystème électrique devra permette de combiner des choix pertinents à l'échelle individuelle comme à l'échelle collective du quartier[1]. »

Cette illustration métaphorique du « smart grid » avec le corps humain, nous amène à comprendre que ce réseau serait, en quelque sorte, une symbiose entre un système sanguin et lymphatique par un système nerveux. Autrement dit, les technologies de mesures permettrait aux distributeurs d'électricité de faire correspondre le réseau électrique avec la consommation et une production issue de moyens centralisés et décentralisés, le tout afin de gérer de manière instantanée l'équilibre entre production et distribution.

Imaginons, dés à présent, qu'un individu, que nous appellerons Alice, soit connecté à un « smart grid ». Son domicile est son lieu de consommation et de production d'énergie électrique. Elle consomme de l'électricité avec toutes sortes d'équipements, réfrigérateurs, microondes, ordinateurs, chauffage électrique, etc. Elle produit de l'électricité grâce aux panneaux photovoltaïques installés sur le toit de sa maison. Le compteur « intelligent » mesure en permanence sa consommation et sa production électrique. Alice n'a pas de système de stockage d'énergie électrique, seul sa voiture électrique dispose d'une batterie rechargeable. Pendant les jours ensoleillés, elle consomme et recharge sa voiture avec l'électricité que ses panneaux solaires produisent. Quand le soleil s'absente, elle utilise l'électricité fournie par le réseau. Lorsqu'elle n'est pas à son domicile et qu'elle ne consomme pas d'électricité, l'énergie produite par ses panneaux solaires est envoyée sur le réseau.

---

1. Entretien avec Gilles Rougon, le 16/04/2014.

Cette mise en situation présente le fonctionnement, les mécanismes et les bénéfices d'un « smart grid », qu'ils soient à l'échelle individuelle ou collective. Mais il montre également la nécessité d'un compteur « intelligent » qui mesure en temps réel la production et la consommation des individus ou collectifs connectés au réseau.

Les opérateurs d'électricité ont alors besoin d'installer des compteurs « intelligents » là où est consommé et/ou produit de l'énergie électrique.

Qu'est ce qu'un compteur « intelligent » ? Comment fonctionne t-il ? Qu'a t-il de si différent avec un compteur électrique traditionnel ?

> « Le compteur Linky demeure avant tout... un compteur. Si les compteurs actuels sont relevés quelques fois par an, par un employé du réseau de distribution, le compteur communiquant lui transmet régulièrement (approximativement toutes les dix minutes) l'index de la consommation du bâtiment.
> Nous parlons bien ici d'une seule information à savoir la consommation totale du bâtiment et non la consommation par usage[1]. »

Nous proposons dans cette recherche, de comprendre le terme de compteur « intelligent », comme objet connecté à un transformateur capable de récolter en temps réel des données de consommation et de production, qui sont par la suite envoyées aux opérateurs d'électricité.

« PRODUCTEURS ET CONSOMMATEURS À LA FOIS »

Au début de cette recherche, nous avons précisé, en nous appuyant sur la définition de la Commission Européenne, qu'un « *smart grid* » est « capable d'intégrer efficacement les comportements et actions de tous les utilisateurs qui y sont raccordés – producteurs, consommateurs et utilisateurs à la fois producteurs et consommateurs[2] ». Nous allons maintenant étudier ce que nous pouvons comprendre par « comportements et actions de tous les utilisateurs ». Mais ce qui va retenir notre attention pour le moment est ce que cette définition entend par « utilisateurs à la fois producteurs et consommateurs ».

---

1. Entretien avec Gilles Rougon, le 17/04/2014.
2. Parlement Européen, *Réseaux intelligents : de l'innovation au déploiement*, Bruxelles, 12/04/2011 [en ligne]. Disponible sur : < http://eurlex.europa.eu/LexUriServ/LexUriServ.do?uri=CELEX:52011DC0202:EN:HTML:NOT > (consulté le 04/01/2014).

> « *Dans la définition donnée par la Commission Européenne sur les smart grids, il y a la notion de production, et donc l'idée d'être capable de récupérer la plus infime contribution par d'autres acteurs que des acteurs classiques de production d'énergie, comme par exemple l'individu qui fait de la biomasse ou du solaire chez lui[1]*. »

Le déploiement des moyens de production décentralisés, et leur utilisation par d'autres acteurs que les opérateurs d'électricité, transforment les mécanismes d'un réseau électrique traditionnel. C'est pourquoi, le « *smart grid* » semble être un réseau qui intègre et comprend les individus ou collectifs connectés à celui-ci comme producteurs et consommateurs d'électricité.

Est ce finalement cette faculté de comprendre l'individu ou les collectifs comme producteurs et consommateurs à la fois, qui forge l'intelligence des « *smart grids* » ?

Revenons dès à présent, sur l'étymologie du terme intelligence. Selon le Trésor de la Langue Française informatisé, ce mot vient du latin *intelligentia, intellegentia*, dérivé de intelligere qui signifie « comprendre ». L'intelligence serait alors la « faculté de comprendre[2] ». Le mot « comprendre » vient quant à lui du latin classique *compre(he)ndre* (composé de *cum* « avec » et *prehendere* « prendre, saisir »). Comprendre signifie alors saisir, inclure, contenir en soi[3].

D'après ces étymologies, nous pouvons définir les « *smart grids* » comme étant des réseaux électriques qui ont la faculté de contenir en soi les « comportements et actions de tous les utilisateurs qui y sont raccordés – producteurs, consommateurs et utilisateurs à la fois producteurs et

---

1. Entretien avec Thierry Marcou, le 16/04/2014.

2. Étymologie et histoire du mot « intelligence », d'après le Trésor de la Langue Française informatisé : Ca 1175 « faculté de comprendre » (BENOÎT DE STE-MAURE, Ducs Normandie, éd. C. Fahlin, 19972); Empr. au lat. intelligentia, intellegentia (dér. de intelligere « comprendre ») « action de comprendre », « faculté de comprendre », [en ligne]. Disponible sur : < http://atilf.atilf.fr/dendien/scripts/tlfiv5/advanced.exe?113;s=3074993235 > (consulté le 05/05/2014).

3. Étymologie et histoire du mot « comprendre », d'après le Trésor de la Langue Française informatisé : Fin XIIe s. « inclure, contenir en soi, englober » (CLEMENCE BARKING, Vie Ste Catherine, 1164 ds T.-L.). Empr. au lat. class. compre(he)ndere (composé de cum « avec » et prehendere « prendre, saisir ») littéralement « saisir ensemble, embrasser quelque chose, entourer quelque chose » d'où « saisir par l'intelligence, embrasser par la pensée », [en ligne]. Disponible sur : < http://atilf.atilf.fr/dendien/scripts/tlfiv5/advanced.exe?8;s=3074990430 > (consulté le 05/05/2014).

consommateurs[1] ». La déduction qui peut être proposée ici, est que l'intelligence des « *smart grids* » serait la faculté de comprendre les individus ou collectifs connectés à ce réseau comme consommateur et/ou producteur. Ce qu'il faut comprendre ici, est que l'intelligence des « *smart grids* » ne semble pas être, aujourd'hui, la capacité de rendre autonome électriquement ces individus ou ces collectifs. Les opérateurs de distribution d'électricité sont les seuls à pouvoir gérer l'équilibre entre la production et la consommation électrique.

Dans son ouvrage intitulé « La Troisième Révolution Industrielle », Jeremy Rifkin imagine un monde où les individus produisent eux mêmes leur énergie via des moyens de production décentralisés situés dans différents lieux de vie que ce soit à domicile ou au bureau. Selon lui, ils peuvent partager cette énergie entre eux comme sur Internet, et la stocker dans des systèmes à hydrogène ou dans les batteries des véhicules électriques.

Les 5 piliers de la « Troisième Révolution Industrielle », proposés par Jeremy Rifkin, sont les suivant :

- Le passage d'un régime énergétique d'origine nucléaire et fossile aux énergies renouvelables ;
- La transformation des bâtiments et des infrastructures en mini-centrales électriques pour le déploiement d'une production décentralisée de l'énergie ;
- L'installation dans chaque bâtiment de moyens de stockage à hydrogène ou autres technologies ;
- La mise en place de technologies issues d'Internet pour que le réseau électrique soit un réseau informationnel ;
- Le développement de véhicules motorisés électriques ou hybrides, qui auront la capacité de se connecter au réseau électrique.

> « *Au XXIe siècle, des centaines de millions d'êtres humains vont produire leur propre énergie verte dans leurs maisons, leurs bureaux et leurs usines et la partager entre eux sur des réseaux intelligents*

---

1. Parlement Européen, *Réseaux intelligents : de l'innovation au déploiement*, Bruxelles, le 12/04/2011, [en ligne]. Disponible sur : < http://eurlex.europa.eu/LexUriServ/LexUriServ.do?uri=CELEX:52011DC0202:EN:HTML:NOT > (consulté le 04/01/2014).

d'électricité distribuée — sur l'inter-réseau —, exactement comme ils créent de leur propre information et la partagent sur Internet[1]. »

Jeremy Rifkin a une vision intéressante du potentiel du « *smart grid* » avec les influences et les transformations que ces réseaux apportent dans les organisations, l'économie et le pouvoir. Mais, comme nous avons pu le préciser au début de ce mémoire, le stockage de quantité importante d'électricité reste physiquement difficile et coûteux quelle que soient les technologies envisagées. C'est d'ailleurs un domaine de recherche prioritaire au niveau mondial. De plus, dans une société où les individus ou collectifs produisent leur propre énergie, qui ou quelle organisation va investir dans la distribution, dans le réseau, c'est à dire dans l'acheminement et la consolidation des câbles de transport de l'électricité ? À l'avenir, si les systèmes de stockage sont moins couteux et plus performants, peut-être qu'une « Troisième Révolution Industrielle » se mettra réellement en œuvre.

« Un individu peut consommer et produire son énergie indépendamment du réseau, seulement s'il accepte que son électricité ne soit disponible qu'à certains moments de la journée. Ce qui risque de ne pas toujours correspondre à ses besoins de consommation[2]. »

« Il y a effectivement une tension entre l'individu et le collectif. L'hypothèse d'une plus grande autonomie des individus est envisageable. Sauf, qu'ils sont connectés à des collectifs dont les enjeux ne sont pas les mêmes[3]. »

L'analyse de Rifkin reste prospective. Elle nous sert ici à appuyer une fois de plus que les « *smart grids* » ne rendent pas autonome les individus ou collectifs qui sont connectés à ce réseau. Ces réseaux « intelligents » ont la faculté de comprendre ces individus et collectifs comme consommateurs et/ou producteurs, mais est ce là l'intelligence des « *smart grids* » ? Nous avons expliqué précédemment la nécessité d'installer des compteurs « intelligents » qui permettent de mesurer en temps réel la consommation et la production totale. L'intelligence des « *smart grids* » ne serait-elle pas alors la faculté de mesurer ce que consomment et/ou produisent les individus ou collectifs ?

---

1. Jeremy Rifkin, *La Troisième Révolution Industrielle – Comment le pouvoir latéral va transformer l'énergie, l'économie et le monde*, traduit de l'anglais par Françoise et Paul Chemla, LLL Les Liens Qui Libèrent, 2012, p.57.
2. Entretien avec Gilles Rougon, le 17/04/2014.
3. Entretien avec Thierry Marcou, le 16/04/2014.

« SMART GRID » OU « SMART METERING »

L'expression anglaise « smart grid » ne connaît actuellement aucune traduction officielle. Il provient du terme anglais *electric grid*, qui signifie réseau électrique. Le seul dictionnaire trouvé lors des mes recherches, qui propose une définition du « smart grid » est le Grand Dictionnaire Terminologique de l'Office québécois de la langue française. Le « *smart grid* » est définit comme un « réseau de distribution d'électricité dont la technologie permet d'en optimiser le rendement, tout en mettant en relation l'offre et la demande entre un producteur et les consommateurs d'électricité[1] ». Cette définition reste, malgré tout, peu détaillée, et pas moins différente que celle d'un réseau électrique traditionnel. Nous nous contenterons de la définition donnée par la Commission Européenne sur ce sujet, que nous avons pu analyser auparavant.

> « En France, nous avons traduit le terme anglais « smart meter » par compteur intelligent qui va être dans la capacité de remonter de l'information quasi instantanément.
> L'accès régulier à des mises à jour de la consommation est un préalable à la capacité à gérer de manière flexible les flux d'énergie transitant dans les réseaux[2]. »

Certes, les « *smart grids* » ont la faculté de contenir en soi des consommateurs, des producteurs, et des individus ou collectifs à la fois producteurs et consommateurs. Mais ce qui fait réellement l'intelligence de ces réseaux, c'est qu'ils ont la faculté de lire la consommation et la production totale de ces individus et collectifs par des compteurs « intelligents ».

Jeremy Rifkin, qui dans son livre « La Troisième Révolution Industrielle » explore les champs des possibles d'une économie hydrogène, avait déjà identifié l'intention des grands opérateurs d'électricité « de numériser le réseau électrique existant en l'équipant de compteurs et de capteurs intelligents, afin de permettre aux compagnies d'électricité de collecter de l'information à distance, notamment une information continue et instantanée sur les flux électriques. L'objectif étant d'améliorer l'efficacité du transport de l'électricité sur le réseau, de réduire

---

1. Définition de l'expression anglaise smart grid d'après Le Grand Dictionnaire Terminologique de la Langue Français de l'Office québécois de la langue française, 2010, [en ligne]. Disponible sur : < http://www.gdt.oqlf.gouv.qc.ca/ficheOqlf.aspx?Id_Fiche=26504494 > (consulté le 05/05/2014).
2. Entretien avec Gilles Rougon, le 16/04/2014.

les coûts de maintenance et de conserver des données plus exactes sur l'usage du courant par les consommateurs[1] ».

Actuellement, l'intelligence de ce que les experts énergétiques appellent « smart grid », ne se trouve pas dans le réseau, mais dans les compteurs « intelligents ». Peut-être qu'il s'agit d'une première version du « smart grid » et que demain les individus ou collectifs connectés au réseau pourront consommer, produire, stocker, et échanger leur énergie comme l'imagine Jeremy Rifkin.

> « À ma connaissance, il était fort peu question d'utiliser la technologie d'Internet pour transformer le réseau électrique en réseau info-énergétique interactif qui permettrait à des millions de personnes de produire leur propre énergie renouvelable et de partager des électrons entre eux[2]. »

Nous comprenons ici qu'il s'agit non pas de « smart grids » (réseaux « intelligents »), à proprement parler, mais de « smart metering » (comptage « intelligent »). La Commission Européenne précise ces réseaux possèdent « un système numérique de communication bidirectionnelle, un système intelligent de mesure et un système de contrôle[3] ». Les « smart grids » ne donnent pas la capacité aux individus ou collectifs « d'écrire leur propre énergie », mais permettent de lire l'énergie que consomme ou produit ces individus ou collectifs. Les « smart grids » et les compteurs « intelligents » ne contribuent pas à un *empowerment*[4] énergétique.

---

1. Jeremy Rifkin, *La Troisième Révolution Industrielle – Comment le pouvoir latéral va transformer l'énergie, l'économie et le monde*, traduit de l'anglais par Françoise et Paul Chemla, LLL Les Liens Qui Libèrent, 2012, p.80.

2. Ibid. p.80 et p.81.

3. Parlement Européen, *Réseaux intelligents : de l'innovation au déploiement*, Bruxelles, 12/04/2011 [en ligne]. Disponible sur : < http://eurlex.europa.eu/LexUriServ/LexUriServ.do?uri=CELEX:52011DC0202:EN:HTML:NOT > (consulté le 04/01/2014).

4. Définition : « processus par lequel un individu ou un groupe acquiert les moyens de renforcer sa capacité d'action, de s'émanciper ».

Source : M.-H. Bacqué, *L'intraduisible notion d'empowerment vue au fil des politiques urbaines américaines*, Territoires, n° 460, 2005.

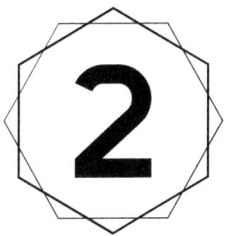

COMPTEURS « INTELLIGENTS » ET DONNÉES PERSONNELLES

DEUXIÈME PARTIE

Avant de débuter la seconde partie de ce mémoire, nous allons énoncer, d'après l'entretien que j'ai mené avec Gilles Rougon, les trois stratégies possibles par un « *smart grid* » :

> « *En complément de l'envoi du surplus de production sur le réseau de distribution, plusieurs scénarios sont envisageables avec l'appui de moyens informatiques dans le bâtiment.*
> *Le premier consiste à pouvoir utiliser instantanément cette électricité sans recours au stockage.*
> *Le second consiste à décaler des usages dans le temps. Par exemple au lieu de lancer la machine à laver entre 21h et 23h, l'occupant pourra la lancer par programmation locale ou demain via un compteur communiquant au moment où l'électricité est abondante localement, peu polluante ou peu chère. Un autre scénario consiste à stocker l'énergie en chauffant votre ballon d'eau chaude sanitaire, une véritable pile thermique.[1].* »

> « *La vocation d'un « smart grid » est d'arriver à piloter en temps réel un écosystème de divers moyens de production et d'acteurs variés qui la consomment[2].* »

En effet, un « *smart grid* » a pour objectif de décaler les usages des individus connectés à ce réseau, voire de les modifier. Ceci s'opère depuis des compteurs « intelligents » qui transmettent de l'information sur la consommation et la production de ces individus ou collectifs aux distributeurs d'électricité, qui vont ensuite gérer les flux électriques, et également « inciter » ces personnes ou groupes à déplacer leurs consommations dans le temps. La captation de ces données permet-elle à ces individus ou collectifs de devenir leurs propres « décideurs énergétiques » ou au contraire provoque t-elle une surveillance et un contrôle unidirectionnel des comportements de ces individus ou collectifs maitrisés par les compagnies d'électricité ?

---

1. Entretien avec Gilles Rougon, le 16/04/2014.
2. Entretien avec Thierry Marcou, le 16/04/2014.

SURVEILLANCE ET DONNÉES PERSONNELLES

PROTECTION ET RESPECT DE LA VIE PRIVÉE

Nous proposons de poursuivre cette recherche, en prenant comme objet d'étude le compteur « intelligent » Linky proposé par EDF et ERDF.

À l'échelle de l'individu, le compteur Linky présente divers bénéfices :

- Certaines opérations de maintenance, qui, avec un compteur traditionnel, demandent très souvent le déplacement d'un technicien, peuvent être effectuées à distance, comme par exemple « les relevés de consommation, des ouvertures et clôtures de contrat et des changements de puissance des installations[1] ».
- Le comptage précis et instantané de la consommation et de la production électrique permettra de faire des économies.
- Les informations, récoltées par le compteur Linky, pourront être consultées par l'individu ou le collectif, qui pourra alors les analyser et peut-être modifier sa consommation.
- « Des abonnements spécifiques seront proposés par les fournisseurs d'énergie, pour lesquels la tarification pourra varier fortement au cours de la journée[2] ».

Le comptage de données est un mécanisme inhérent aux compteurs « intelligents » et essentiel aux distributeurs d'électricité pour proposer ces divers avantages aux individus ou groupes de personnes, mais aussi pour gérer l'équilibre entre production, consommation et distribution au sein du réseau électrique.

Cependant, « les informations de consommation électrique sont des données personnelles[3] ». Leurs traitements et les mécanismes de captation de ces données entrainent des problèmes de protection et de respect de la vie privée.

---

1. Commission Nationale de l'Informatique et des Libertés, *Les compteurs électriques intelligents en questions*, le 05 août 1010, [en ligne]. Disponible sur : < http://www.cnil.fr/documentation/fiches-pratiques/fiche/accessible/oui/article/les-compteurs-electriques-intelligents-en-questions/ > (consulté le 05/05/2014).

2. Ibid.

3. Ibid.

Qu'est qu'une donnée à caractère personnelle ? Le nom, le prénom, les photos, les images, les vidéos, le numéro de sécurité sociale, le numéro client, le numéro d'employé, le numéro de téléphone, ainsi que toutes les données qui permettent d'identifier directement ou indirectement une personne ou un groupe, sont considérées comme des données à caractère personnel.

> « *Constitue une donnée à caractère personnel toute information relative à une personne physique identifiée ou qui peut être identifiée, directement ou indirectement, par référence à un numéro d'identification ou à un ou plusieurs éléments qui lui sont propres[1].* »

En effet, le compteur communiquant Linky proposé par ERDF, qui certes, permet aux individus ou collectifs d'obtenir une multitude d'avantages, est aussi une « machine à mesurer », qui collecte et récupère une importante quantité de données personnelles sur les habitudes.

> « *La polémique autour du compteur intelligent était « il n'y a qu'EDF qui profite des données et l'on partage 1% des données captées par le compteur intelligent avec les individus. Une des grandes questions autour des « smart grids » est : Qui cela rend intelligent ? Est ce seulement le producteur ? Nous avons vu qu'intelligence signifie la faculté de comprendre, la capacité de disposer de connaissances nouvelles. Comment partage-t-on ces connaissances ? Quelles sont les limites du partage de ces connaissances ? Cela posant des questions de vie privée, de données personnelles, il y a potentiellement aujourd'hui des bombes sociales à retardement[2].* »

Les compagnies d'électricité acquièrent, depuis leurs compteurs « intelligents », de nouvelles connaissances sur les habitudes des individus ou collectifs qui sont connectés au réseau électrique. Le communiqué de

---

1. Loi n° 78-17 du 6 janvier 1978 relative à l'informatique, aux fichiers et aux libertés, version consolidée au 24 janvier 2006, Chapitre 1er : directives et définitions, Article 2, Modifié par Loi n°2004-801 du 6 août 2004 art. 1 (JORF 7 août 2004).
Origine de la source : Centre National de la recherche scientifique, Correspondant Informatique et Libertés, *Quelques repères juridiques pour les données à caractère personnel dans les banques de données de langue parlée en interaction*, le 24/05/2012, [en ligne]. Disponible sur : < http://www.cil.cnrs.fr/CIL/spip.php?article1646 > (consulté le 07/05/2014).

2. Entretien avec Thierry Marcou, le 16/04/2014.

la condamnation de Google par la CNIL[1], l'espionnage massif de la NSA révélé par Edward Snowden[2]... Les débats autour de la captation des données personnelles se multiplient, mais restent encore un sujet d'actualité.

Objets communicants, Internet des objets, les technologies de mesure et d'analyse s'essaiment à grands pas dans les objets et espaces que les individus utilisent et fréquentent quotidiennement.

Les individus ou collectifs qui souhaitent bénéficier des avantages offerts d'un compteur « intelligent », « payent le prix » d'une captation continue de leurs données personnelles. La pose du compteur Linky étant obligatoire, il n'y aurait, semble t-il, pas d'autre choix que de « sacrifier » l'utilisation de leurs données personnelles par les opérateurs d'électricité (sauf s'ils souhaitent consommer et produire de l'énergie électrique indépendamment des réseaux électriques « intelligents »).

> *« Il est actuellement impossible de vivre indépendamment des réseaux électriques en conservant nos habitudes de consommation actuels[3]. »*

De nombreux risques et dangers existent dans le traitement, l'utilisation et la captation de ces données personnelles. « Une des conséquences éventuelles d'un « *smart grid* » est qu'il jouerait la transparence et qu'il afficherait plein de données sur les pratiques des uns et des autres[4] ». Une personne pourrait alors connaître les habitudes d'une autre. Sans compter le nombre interminable de conflits de voisinage qui serait engendré par la suite.

> *« La porosité entre l'espace de la sociabilité et l'espace public se paie du risque de voir des informations personnelles exposées au regard de tous[5]. »*

---

1. Commission Nationale de l'Informatique et des Libertés, *La formation restreinte de la CNIL prononce une sanction pécuniaire de 150 000 € à l'encontre de la société GOOGLE Inc.*, le 08/01/2014, [en ligne]. Disponible sur : < http://www.cnil.fr/linstitution/actualite/article/article/la-formation-restreinte-de-la-cnil-prononce-une-sanction-pecuniaire-de-150000-EUR-a-lencontre/ > (consulté le 07/05/2014).

2. Agence France-Presse, « Les principales révélations d'Edward Snowden », in : *Libération : Monde,* le 21/10/2013, [en ligne]. Disponible sur : < http://www.liberation.fr/monde/2013/10/21/les-principales-revelations-d-edward-snowden_941235 > (consulté le 07/05/2014).

3. Entretien avec Gilles Rougon, le 17/04/2014.

4. Entretien avec Thierry Marcou, le 16/04/2014.

5. Dominique Cardon, *La démocratie Internet, Promesses et Limites*, Éditions du Seuil et La République des Idées, le 09/2010, p.64.

À une surveillance institutionnelle pourrait alors venir se juxtaposer une surveillance interpersonnelle[1], constat énoncé par Dominique Cardon dans son ouvrage « La Démocratie Internet » lorsqu'il explique que sur le Web, les internautes en viennent à se surveiller eux-mêmes et entre eux. L'exemple de Facebook est certainement le plus démonstrateur de ce phénomène. Nous constaterons que la vie privée de ces individus ou collectifs connectés à un réseau électrique « intelligent » est alors menacée par le mécanisme de captation et de traitement de données personnelles des compteurs « intelligents ».

Dans quelles conditions le compteur Linky récolte ces informations ? À qui appartiennent ces données ? Qui a accès à ces données ? Comment sont-elles traitées ? Que fait ERDF ou EDF de ces données ?

> *« Les systèmes d'informations sont entièrement étanches. EDF ou d'autres acteurs du réseau comme DirectEnergie, n'ont jamais accès à ces données personnelles. Pourquoi ? Parce qu'ils sont utilisés par ERDF, qui est indépendant d'EDF. Il ne les utilise que pour optimiser le réseau, c'est à dire équilibrer en continu la production et la consommation[2]. »*

> *« L'utilisateur a accès à ses données, c'est une obligation légale. L'énergéticien n'a aucun droit d'utiliser de l'information d'un particulier ou autre acteur sans son consentement. ERDF va utiliser ces données pour équilibrer le réseau, sans les communiquer à quiconque. Deuxièmement, toute information personnelle appartient toujours à son émetteur[3]. »*

En effet, ces données personnelles sont utilisées par le distributeur d'électricité pour équilibrer le réseau et proposer des tarifs plus adaptés à la consommation et production électrique de ces individus ou collectifs.

« Si c'est gratuit, vous êtes le produit[4] », titre du film de l'agence de communication ludo-pédagogique Adesias, qui résume l'activité de butinage des données personnelles du GAFA, Google, Apple,

---

1. Dominique Cardon, *La démocratie Internet, Promesses et Limites*, Éditions du Seuil et La République des Idées, le 09/2010, p.65 et 66.
2. Entretien avec Gilles Rougon, le 16/04/2014.
3. Ibid.
4. Adesias, *Si c'est gratuit, vous êtes le produit.*, vidéo de 4min.52s. publiée le 15/07/2013 sur Youtube, [en ligne]. Disponible sur : < http://www.youtube.com/watch?v=8vLSf1i4E7A > (consulté le 09/05/2014).

Facebook, Amazon. Les données personnelles, qui sont par ailleurs largement exploitées par ces géants de l'internet, sont d'une certaine manière le reflet de la vie quotidienne de ces personnes ou groupes. Avec ces données, les compagnies de distribution d'électricité connaissent l'heure à laquelle ils se réveillent, le moment où ils dorment, où ils mangent, où ils travaillent, etc.

D'une part, nous pouvons prétendre que les compteurs « intelligents » permettent à ces individus ou collectifs de gérer leur énergie en toute indépendance et devenir leur propre décideur énergétique. D'autre part, ils permettent aux distributeurs d'électricité de « surveiller », voire de « contrôler » les consommations et productions électriques de ces individus ou collectifs.

UNE ASYMÉTRIE D'ATTENTION

Pouvons-nous parler de « surveillance » à propos du captage des données de consommation et de production d'électricité des individus ou collectifs connectés à un réseau électrique « intelligent », par un compteur « intelligent » ? Certes, ces individus ou collectifs semblent avoir la possibilité de veiller à leur consommation et production d'électricité[1], mais ont-ils les moyens de veiller à la captation de leurs données ? Nous comprenons dans ce mémoire, le terme surveiller, dans son sens étymologique, c'est à dire sur- (« au-dessus de, par-dessus »[2]) et veiller (« s'occuper attentivement de quelque chose, y donner tous ses soins »[3]). Le préfixe sur- de surveiller exprime une relation de supériorité et nous amène à comprendre ce terme comme l'action de prendre soin du dessus.

> « La question des smart grids qui pose problème est : quel est le degré de symétrie ou d'asymétrie ? Quel est le type de relation entre le compteur, les individus et les distributeurs d'électricité ? EDF

---

1. « Dans le cadre des expérimentations de compteurs communicants en France initiés par l'ADEME, avec de nombreux acteurs dont ERDF et EDF, sont également testés des moyens de visualisation de la consommation et de la production mis à la disposition directe des utilisateurs ».
Source : Entretien avec Gilles Rougon, le 18/06/2014.
2. Définition du mot « sur », d'après le Trésor de la Langue Française informatisé, [en ligne]. Disponible sur : < http://atilf.atilf.fr/dendien/scripts/tlfiv5/visusel.exe?33;s=3141859590;r=2;nat=;sol=9 > (consulté le 08/05/2014).
3. Définition du mot « veiller », d'après le Trésor de la Langue Française informatisé, [en ligne]. Disponible sur : < http://atilf.atilf.fr/dendien/scripts/tlfiv5/advanced.exe?8;s=3409246470 > (consulté le 08/05/2014).

est-il le seul à capter et à profiter de ces données ? Les individus peuvent-ils également profiter de leurs données, mesurées et enregistrées en permanence par le compteur Linky ?[1] »

En effet, le mécanisme de captation de données à caractère personnel, nous amène à craindre que les distributeurs d'électricité soient les seuls bénéficiaires de cette initiative. Une surveillance semble être à l'œuvre dans les « smart grids », aboutissant ainsi à une asymétrie d'attention.

Les « smart grids » sont « constitués de capteurs qui créent toutes sortes de données, ensuite envoyées à un décideur énergétique (éventuellement automatique), permettant ainsi d'adapter toutes les consommations (pilotage de tout ce qui utilise de l'électricité), mais aussi de gérer les entrées d'électricité ou de minimiser les transports[2] ».

Nous comprenons que les « smart grids » vont dans la lignée de l'accentuation d'une surveillance institutionnelle des entreprises, où les individus ne sont à leurs yeux que des consommateurs ou producteurs potentiellement générateurs de données précieuses pour la gestion du réseau électrique. Le risque, étant d'autant plus, de voir ces données piratées ou exploitées par des publicitaires. Exemple, imaginons qu'un individu soit insomniaque, qu'il consomme de l'électricité toutes ses nuits, une entreprise pharmaceutique qui aurait accès à ses données de consommation électrique lui-vendrait bien quelques somnifères. Le mécanisme de récolte des données personnelles propre au compteur « intelligent » Linky, pose un problème d'asymétrie de distribution d'attention, de pouvoir d'attention. Les distributeurs d'électricité veillent, en récoltant des données personnelles par des compteurs « intelligents », à ce que les individus ou collectifs connectés au réseau électrique « intelligent » puissent veiller à leur consommation et production d'électricité. Mais ces individus ou collectifs ne peuvent pas veiller, dans son sens pratique et perceptif, à la captation de leurs données. Le système veillé (les individus ou collectifs connectés au réseau) et veillant (captation de données du compteur « intelligent ») ne se confondent pas, le système veillant exerce une surveillance sur le système veillé. Hiérarchiquement,

---

1. Entretien avec Thierry Marcou, le 16/04/2014.
2. Gilles Berhault, *Smart Grid : La révolution énergétique 2012 se trouve-t-elle dans votre placard à balais ?*, le 03/01/2012 [en ligne]. Disponible sur : < http://www.atlantico.fr/decryptage/smart-grid-revolution-energetique-2012-placard-electrique-energie-edf-gilles-berhault-258603.html#GHVakRbOs4Fvtgx2.99 > (consulté le 04/01/2014).

le système veillant est au dessus du système veillé qui ne peut veiller sur le système veillant.

> « *La technique est un pharmakon : remède et poison — ainsi du marteau qui peut servir aussi bien à bâtir qu'à détruire. Et l'écriture est autant un instrument d'émancipation que d'aliénation. Aujourd'hui, le Web permet à la fois la participation de chacun et la captation des données personnelles. Penser le pharmakon, c'est faire de cette condition tragique une question de thérapeutiques*[1]. »

Ces quelques phrases de Bernard Steigler[2], qui nous rappellent sans équivoque la réticence de Platon à l'écriture (comme *pharmakon*-poison), soulignent le problème, exposé dans cette présente recherche, du compteur « intelligent » comme objet-remède et objet-poison. « Le *pharmakon* est à la fois ce qui permet de prendre soin et ce dont il faut prendre soin, au sens où il faut y faire attention[3] ». Le compteur « intelligent » veille, prend soin des individus, captent leur attention, mais ces individus font-ils attention à ces compteurs, ou en tout cas peuvent-ils et ont-ils les moyens d'y veiller, d'y faire attention ? Comment en prendre soin ? Comment y faire attention ? Certaines réponses hypothétiques peuvent être apportées par le design, puisqu'il détermine en quelque sorte le rôle et la relation que nous entretenons avec les technologies et les objets du quotidien. Des propositions sont présentées à la fin de cette recherche.

> « *La formation de l'attention est toujours à la fois psychique et sociale, car l'attention est à la fois attention psychologique, perceptive ou cognitive (« être attentif », vigilant, concentré) et attention sociale, pratique ou éthique (« faire attention », prendre soin) : l'attention qui est la faculté psychique de se concentrer sur un objet, de*

---

1. Bernard Steigler, « La prison a été ma grande maîtresse », in : *Philosophie Magazine*, propos recueillis par Philippe Nassif, mensuel n°63, le 10/2012, p. 72.
2. Philosophe français contemporain qui porte ses recherches sur et autour des technologies numériques. Il est également fondateur et président de l'association culturelle et philosophique Ars Industrialis (association internationale pour une politique industrielle des technologies de l'esprit) et dirige depuis 2006 l'Institut de Recherche et d'Innovation (IRI).
3. Ars Industrialis, « Pharmacon, pharmacologie », *Pharmakon (pharmacologie)*, [en ligne]. Disponible sur : < http://arsindustrialis.org/pharmakon > (consulté le 08/05/2014).

se donner un objet, est aussi la faculté sociale de prendre soin de cet objet¹. »

Le compteur Linky est une boite verte installée à domicile ou à proximité du lieu d'habitation, sur lequel se trouve un petit écran qui affiche les informations de consommation en temps réel. Ces données sont aussi disponibles sur le site du distributeur d'électricité. Voici les « quelques avantages » (les guillemets sont ici pour prononcer le point de vue marketing) du compteur Linky, d'après une vidéo du magazine de consommation ConsoMag[2] :

> « *Ce nouveau compteur transmet directement votre consommation à l'opérateur, ce qui permet de maîtriser plus facilement sa consommation d'énergie. Son installation n'entraîne pas de surcoûts et elle est obligatoire.* »

Aucune technologie de contrôle de captation de ces données[3] n'est fournie à ces individus ou collectifs. Il s'agit d'une boite verte fermée dont le mécanisme de captation de données n'est pas réglable et paramétrable par les individus et collectifs qui sont connectés au réseau électrique « intelligent ». Qui plus est, cette technologie intégrée au compteur Linky, est invisible et inaccessible. Cette observation n'a pas ici pour attention de pointer l'impossibilité d'une fraude, qui consisterait à modifier le compteur pour obtenir de l'électricité gratuitement, mais l'invisibilité, l'illisibilité et « l'in-réglabilité » de ces technologies de mesures intégrées au compteur, par ces individus ou collectifs.

Il est impossible de voir, d'être attentif à ce mécanisme de captation, et encore moins d'y faire attention, puisqu'il ne dispose pas d'objet nécessaire à cette opération. En juxtaposant l'article d'Ars Industrialis sur « la formation de l'attention », nous comprenons qu'il n'y a ni « *attention psychologique* », ni « *attention sociale* » vis-à-vis de la captation des données personnelles du compteur « intelligent ».

---

1. Ars Industrialis, « Attention, Rétention, Protention », *Pharmakon (pharmacologie)*, [en ligne]. Disponible sur : < http://arsindustrialis.org/pharmakon > (consulté le 08/05/2014).

2. ConsoMag et l'UFC-Que choisir, *Mode d'emploi du compteur communiquant Avec l'UFC-Que choisir*, émission du 07/04/2014, [en ligne]. Disponible sur : < http://www.conso.net/video/visionneuse_conso.php?videoDocIdy=27337 > (consulté le 08/05/2014).

3. « À noter tout de même que plusieurs projets de recherche, dont certains émanant d'EDF, ont commencé à produire des objets d'aide à l'attention voire d'aide à l'action sur sa consommation instantanée ».
Source : Entretien avec Gilles Rougon, le 18/06/2014.

C'est une situation d'incurie[1], dans le sens où ces individus ou collectifs connectés au réseau électrique « intelligent » n'ont pas de commande leur permettant de prendre soin du compteur « intelligent » et plus particulièrement du mécanisme de captation de données. La captation de ces données est en quelque sorte une technique que ces individus ou collectifs ignorent et ne peuvent maîtriser. Le souci de soi, comme l'appelle Michel Foucault, est absent. Il s'agit d'une prestidigitation banalisée d'une technique de soin dans un compteur électrique. C'est une affaire de design, dans le sens où il peut proposer des objets de « *techniques de soi*[2] », de conduites.

CONTRÔLE & COMPORTEMENTS

LE COMPTEUR « INTELLIGENT », UN DISPOSITIF

Revenons dés à présent, sur la définition des « *smart grids* » de la Commission Européenne. Il est dit que ces réseaux électriques « intelligents » sont « capables d'intégrer les comportements et actions de tous les utilisateurs qui y sont raccordés ». Que pouvons-nous comprendre par « comportements et actions » ? Prenons comme appui, la distinction que propose Pierre-Damien Huyghe, dans son texte « Plaidoyer pour une technique hospitalisable », entre comportements et conduites.

> *« Je préfère l'idée de « ménager des espaces de liberté » et de multiplier ce faisant les occasions de pilotage ou d'orientation de nos vies par nous-mêmes, non pas chacun pour soi, mais tout de même en permettant à chacun de compter pour soi. Refusant de souscrire à toute entreprise qui, sous couvert de lien, mettrait en réalité en œuvre des chaînes et des enchaînements, j'associe ces occasions à la notion de conduite, notion que je distingue à son tour de celle de comportement (l'animal se comporte, l'homme se conduit). Or nous ne pouvons véritablement nous conduire qu'en raison de l'existence de marges de manœuvre qui font non seulement que tout n'est pas*

---

1. Définition du mot « incurie », d'après le Trésor de la Langue Française informatisé : « Indifférence et manque total de soin ou d'application dans l'exercice d'une fonction ou dans l'exécution d'une tâche », [en ligne]. Disponible sur : < http://atilf.atilf.fr/dendien/scripts/tlfiv5/advanced.exe?8;s=1220017410 > (consulté le 08/05/2014).

2. Ars Industrialis, « Technique de soi », *Techniques de soi*, [en ligne]. Disponible sur : < http://arsindustrialis.org/glossary/term/225 > (consulté le 08/05/2014).

réglé d'avance mais encore que nos choix n'emportent pas avec eux, à chaque fois qu'ils se font, tout le reste du monde[1]. »

Le 13 mars 2014, lors d'un séminaire à l'Université Paris 1 Panthéon - Sorbonne, mené par Pierre-Damien Huyghe, auquel j'ai assisté, il démontra par comparaison entre les comportements qui se basent sur des stimulations et les conduites qui se construisent dans des « espaces de libertés », que « le design ouvre des objets à la conduite et non aux comportements[2] ». Il appuie cette distinction grâce aux travaux du biologiste et philosophe allemand Jakob Johann Von Uexküll, basés sur l'étude et la compréhension des comportements animaux (dont l'analyse de la vie d'une tique).

« Se comporter, c'est ne pas pouvoir ne pas. Se conduire, c'est pouvoir ne pas[3]. »

Le terme « comportement » employé dans la définition des « *smart grids* » de la Commission Européenne, nous fait comprendre qu'un individu ou collectif connecté à un réseau électrique « intelligent » se comporte, s'emporte par du comportemental, et en quelque sorte, ne peut pas s'échapper de l'environnement de stimulation que serait le « *smart grid* ». Le « *smart grid* » serait-il alors assez « intelligent » pour rendre « bête » ces individus ou collectifs ? De manière a priori paradoxale, un « *smart grid* » permettrait de mieux maitriser la consommation, la distribution et la production d'électricité, aussi bien à l'échelle individuelle que collective. Elément que nous avons exposé au début de cette recherche. Mais, cette meilleure gestion d'électricité ne s'envisage actuellement pas chez les distributeurs électriques sans une assignation du comptage des données personnelles des individus ou collectifs connectés au réseau électrique.

« La domination de la technique par des impératifs de profitabilité (il faut bien entendre ce mot : « impératifs ») a précisément comme

---

1. Pierre-Damien Huyghe, *Plaidoyer pour une technique hospitalisable*, Texte édité dans le cadre de l'entretien à la Galerie VIA, Paris, le 14/06/2011, p. 1, [en ligne]. Disponible sur : < http://pierredamienhuyghe.fr/documents/textes/huyghe-playdoyertechniquehosp.pdf > (consulté le 09/05/2014).

2. Séminaire de Pierre-Damien Huyghe, Université Paris 1 Panthéon – Sorbonne, le 13/03/2104.

3. Ibid.

conséquence de mener vers des comportements plutôt que vers des conduites[1]. »

Il n'est pas rare t'entendre dans les discours des géants du Web, l'argument d'un soit disant « échange de bons procédés » entre la captation des données personnelles de chacun et des « impératifs de profitabilité » (qui dans le cas des « *smart grids* » concerne l'optimisation du réseau électrique). Certains proposent de monétiser ces données. Ces individus pourraient, semble-t-il, être dédommagés de la captation de leurs données personnelles par une compensation financière. La vie privée des individus est-elle commercialisable ? Cette marchandisation ne résout en rien le problème de « domination de la technique ». Au contraire, certaines personnes risquent de se plier, pour des raisons financières, à la monétisation de leur vie privée.

« Dans la nouvelle économie en réseau, l'accès à des données privées d'ordre existentiel, telles que le style de vie ou les pratiques de consommation de tel ou tel individu, devient une marchandise convoitée et une forme d'actif immatériel fort recherchée[2]. »

Le compteur Linky est clairement un dispositif disposé à capter et à traiter des données personnelles. L'accès et le traitement de ces données par d'autres que des distributeurs d'électricité sont un risque propre à cette technique. Espérons que le compteur Linky ne présente pas de failles fonctionnelles. Je n'ai pas pour intention de cultiver une quelconque paranoïa ou de créer une panique générale à ce sujet, mais notons tout de même que les vols massifs de données personnelles se font de plus en plus fréquents. À ce jour, le cas le plus récent est celui de l'opérateur téléphonique Orange, qui a connu, le 18 avril 2014, un vol massif de données personnelles d'1,3 millions de ses clients, suite à

---

1. Pierre-Damien Huyghe, *Plaidoyer pour une technique hospitalisable*, Texte édité dans le cadre de l'entretien à la Galerie VIA, Paris, le 14/06/2011, p. 4, [en ligne]. Disponible sur : < http://pierredamienhuyghe.fr/documents/textes/huyghe-playdoyertechniquehosp.pdf > (consulté le 09/05/2014).

2. Jeremy Rifkin, *L'âge de l'accès, la nouvelle culture du capitalisme*, traduit de l'anglais (Etats-Unis) par Marc Saint-Upéry, Édition La découverte Poche, Paris, 2000, p.135.

un précédent vol similaire, le 2 février 2014, de 800 000 de ses clients Internet[1].

Je qualifie le compteur « intelligent » Linky et plus particulièrement sa technique de captation de données personnelles, de dispositif, en m'appuyant une fois de plus sur le texte de Pierre-Damien Huyghe.

> « *Commercer, ce n'est pas seulement vendre ou parvenir à vendre, c'est aussi échanger.* « *Avoir commerce avec quelqu'un* » *est une expression qui s'entendait autrefois. Cette expression est aujourd'hui peu usitée. Elle n'est pas nécessairement périmée dans le principe. N'oublions pas au reste que le commerce ne se passe pas seulement entre des humains, il se passe aussi avec les objets. Ainsi me semble-t-il envisageable de proposer comme occasions de commerce des situations techniques qui ne sont pas liées à l'assignation des usages. De telles situations peuvent être dites* « *ouvertes* » *si elles sont réglables. Mais alors elles ne sont pas faites de* « *dispositifs* », *elles sont faites d'*« *appareils* ». *Au lieu qu'elles nous disposent, nous disposons pour elles*[2]. »

Le compteur « intelligent » Linky n'est pas un « appareil », c'est un « dispositif », qui du fait de sa « non-réglabilité », n'est pas, en quelque sorte, « ouvert à l'échange ». Il n'existe pas plusieurs façons de se servir de ce compteur. L'individu ou collectif qui s'en servirait, ne peut pas régler le compteur. De par l'impossibilité de conduire ce dispositif, l'individu ou collectif qui s'en servirait, ne peut pas « adopter une conduite » avec le compteur Linky. Décider du nombre de données collectées, choisir des moments de comptage de ces données, sélectionner les données ou les types de données qui seront analysées, maitriser le partage de ces données, tant de réglages qui ne se présentent pas et qui ne sont pas sur le compteur « intelligent ».

---

1. Agence France-Presse, « Nouveau vol massif de données personnelles chez Orange », in : *LeMonde*, le 06/05/2014, mis à jour le 07/05/2014, [en ligne]. Disponible sur : < http://www.lemonde.fr/technologies/article/2014/05/06/vol-de-donnees-chez-orange-1-3-million-de-clients-et-de-prospects-touches_4412570_651865.html > (consulté le 09/05/2014).

2. Pierre-Damien Huyghe, *Plaidoyer pour une technique hospitalisable*, Texte édité dans le cadre de l'entretien à la Galerie VIA, Paris, le 14/06/2011, p.4, [en ligne]. Disponible sur : < http://pierredamienhuyghe.fr/documents/textes/huyghe-playdoyertechniquehosp.pdf > (consulté le 09/05/2014).

VERS UNE « SOCIÉTÉ DE CONTRÔLE »

« Inciter les individus à déplacer leurs usages dans le temps[1] », tel est la stratégie du « *smart grid* » pour équilibrer le réseau par l'intégration de compteurs « intelligents », le tout dans le but de diminuer les coûts de production, de consommation et de distribution.

D'après Bill St Arnaud, « les *smart grids* aident les opérateurs à réduire les pics de consommation, ce qui leur évite de construire de nouvelles centrales. Elles ne réduisent pas la demande d'énergie ni les émissions de gaz à effet de serre — elles se contentent de les déplacer à d'autres moments de la journée[2] ».

Avec l'aide des informations, qui m'ont été données par Gilles Rougon, sur les enjeux écologiques et économiques du « *smart grid* », je ne suis pas certain que ces réseaux électriques « ne réduisent pas les émissions de gaz à effet de serre ». Mais le problème ciblé dans cette recherche, n'est pas là. Il se trouve dans l'intention des distributeurs de déplacer les usages des individus et collectifs connectés à ce réseau, dans le temps. Comment procèdent-ils ?

Les distributeurs d'électricité collectent en temps réel une importante masse de données sur la consommation et production des individus ou collectifs connectés au réseau. Données qui leurs permettent ensuite de proposer des tarifs et abonnements basés, non plus sur une estimation, mais sur la consommation et production instantanée de ces personnes ou groupes. Les distributeurs d'électricité effectuent les déplacements temporels des usages des individus ou collectifs en communiquant des tarifs et abonnements ajustés à leurs consommations et productions électriques. Nous avons montré au début de cette recherche, que ces distributeurs ne gèrent que la production et la distribution de l'électricité. Or, avec ces dispositifs d'incitation, il semble qu'ils acquièrent aussi les moyens d'opérer une quasi-gestion de la consommation électrique. À l'instar du marketing, il s'agit ici d'une forme indirecte de

---

1. Entretien avec Gilles Rougon, le 16/04/2014.
2. Traduit de l'anglais : « *Smart grids help the utility to better manage peak load and thereby reduce the need to build more power plants. It does not reduce overall power demand or GHC emissions — it only displaces them to different periods of the day* ».
Source : P2P Fondation, Bill St Arnaud, *Smart Grid*, Chap. *Bill St Arnaud on Three Generation of Smart Grids*, le 10/2008, [en ligne]. Disponible sur : < http://p2pfoundation.net/Smart_Grid > (consulté le 04/01/2014).

contrôle, dans le sens où ces distributeurs captent l'attention de ces individus ou collectifs par des stimulations financières.

> « Les boucles de rétroaction informatique et les codes barre permettent aux entreprises de recevoir une information constamment mise à jour sur les achats des consommateurs et d'établir un profil assez détaillé de leur style de vie — goûts alimentaires et vestimentaires, état de santé, pratiques de loisir et de voyage, etc. Avec l'aide de certains modèles informatiques, on peut exploiter ce matériau brut pour anticiper les besoins et les désirs futurs de tel ou tel individu et formuler des campagnes de marketing ciblées pour engager des catégories définies de consommateurs dans une relation commerciale à long terme[1] ».

Dans son livre « L'âge de l'accès », Jeremy Rifkin expose les manières par lesquelles les entreprises arrivent à cibler leurs publicités et à prédire les « désirs futurs » des individus. Ces techniques de ciblage et de prédiction semblent être, dans le cas des « *smart grids* », exploitées par les distributeurs d'électricité pour répondre à des « impératifs de profitabilité[2] ». Ils peuvent alors communiquer aux individus et collectifs les moments où ils seraient bons pour eux de déplacer leurs usages.

> « Lorsque vous savez que l'électricité n'est pas chère et/ou très disponible, il paraît plus logique de lancer ses appareils électroménagers plutôt que les utiliser à des moments où l'énergie va coûter plus chère pour la collectivité, ou sera produite par des moyens qui rejettent une plus grande quantité de CO2[3]. »

Si jamais ces usages sont déplacés aux mauvais moments, ils peuvent générer des pics comme des « sous-consommations » qui peuvent faire « tomber » le réseau électrique, se traduisant ainsi par une coupure d'alimentation.. Pour éviter cela, le dispositif compteur « intelligent » permet aux distributeurs d'électricité de communiquer des déplacements d'usages cohérents aux individus ou collectifs connectés à ce réseau (qui peuvent alors bénéficier à chaque seconde d'un optimum

---

1. Jeremy Rifkin, *L'âge de l'accès, la nouvelle culture du capitalisme*, traduit de l'anglais (Etats-Unis) par Marc Saint-Upéry, Édition La découverte Poche, Paris, 2000, p.132.
2. Pierre-Damien Huyghe, *Plaidoyer pour une technique hospitalisable*, Texte édité dans le cadre de l'entretien à la Galerie VIA, Paris, le 14/06/2011, p. 4, [en ligne]. Disponible sur : < http://pierredamienhuyghe.fr/documents/textes/huyghe-playdoyertechniquehosp.pdf > (consulté le 09/05/2014).
3. Entretien avec Gilles Rougon, le 16/04/2014.

entre leur production propre et la disponibilité énergétique fournie par le réseau quelle soit produit localement ou issue de moyens de production centralisés).

> *« Nous voyons bien que derrière les réseaux intelligents, il y a l'idée d'une tentation, un peu directive, un peu asymétrique, de partir de toutes les données qu'on peut avoir via les compteurs intelligents sur les pratiques des individus et ensuite, nous, organisations, grands fournisseurs d'énergie, opérateurs alternatifs, allons décider pour ces individus sur les moments et manières de consommer. Ce qui est une sorte de directivisme un peu excessif, une sorte de contrôle[1] ».*

Le 17 mars 1987, Gilles Deleuze déclare, dans sa conférence « Qu'est ce que l'acte de création ? », donnée dans le cadre des « Mardis de la Fondation », que « l'information, c'est exactement la société de contrôle ». Je me suis permis de retranscrire dans ce mémoire, un morceau de cette conférence. Rien de mieux que ses propres mots, pour expliquer ce que Gilles Deleuze appelle par « information » et par « société de contrôle ».

> *« En un premier sens, on pourrait dire que la communication c'est la propagation et la transmission d'une information. Or, une information, c'est quoi ? Ce n'est pas très compliqué, tout le monde le sait, une information c'est un ensemble de mots d'ordres.*
> *Quand on vous informe, on vous dit ce que vous êtes censés devoir croire. En d'autre terme, informer, c'est faire circuler un mot d'ordre. Les déclarations de police sont dites à juste titre des communiqués. On nous communique de l'information, c'est à dire, on nous dit ce que nous sommes censé être en état ou devoir de croire, ce que nous sommes tenus de croire, ou même pas de croire, mais de faire comme si l'on croyait. On ne nous demande pas de croire, on nous demande de nous comporter comme si nous le croyons[2]. »*

Nous remarquons ici le lien évident entre le texte « Plaidoyer pour une technique hospitalisable » de Pierre-Damien Huyghe construit en grande partie sur la distinction entre comportement et conduite, et cette phrase de Gilles Deleuze : « On nous demande de nous comporter comme si

---

1. Entretien avec Thierry Marcou, le 16/04/2014.
2. Gilles Deleuze, *Qu'est ce que l'acte de création ?*, La FEMIS et Arts Cahiers multimédia du Ministère de la Culture et de la Communication, conférence donnée dans le cadre des « Mardis de la Fondation », le 17/03/1987, [en ligne]. Disponible sur : < http://www.youtube.com/watch?v=7DskjRer95s > (consulté le 11/05/2014).

nous le croyons ». Avec l'aide de ce corpus, je propose de nommer les compteurs « intelligents », non plus comme tel, mais comme des compteurs communicants. Des compteurs qui font « circuler des mots d'ordre ». On comprendra alors mon scepticisme pour le terme intelligent attribué à ce compteur, sur lequel je me suis forcer d'inscrire des guillemets tout au long de cette recherche.

Gilles Deleuze explique, dans cette conférence, que ceux qui veillent à notre bien n'ont plus besoin de milieux d'enfermement (écoles, prisons, hôpitaux, usines...), fondements de ce qu'appelle Michel Foucault, des sociétés disciplinaires. Il prend pour exemple l'autoroute, où les conducteurs peuvent circuler à l'infini sans être enfermés, tout en étant parfaitement contrôlés. Les « *smart grids* » sont tout particulièrement concernés par les propos de Deleuze. À l'inverse des milieux d'enferment, un « *smart grid* » est dispersé. C'est pourquoi, les distributeurs d'électricité peuvent contrôler l'ensemble.

La prophétie Deleuzienne du passage d'une société disciplinaire à une société de contrôle[1] vient aujourd'hui à se concrétiser, avec ces compteurs communicants. La question, à laquelle un designer peut alors répondre, est : quels sont les objets à concevoir pour que les individus ou collectifs puissent régler la captation des données du compteur électrique ?

---

1. Dominique Cardon, *La démocratie Internet, Promesses et Limites*, Éditions du Seuil et La République des Idées, septembre 2010, p.65 et p.66.

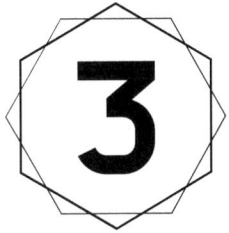

LE DROIT À L'ATTENTION

TROISIÈME PARTIE

Pourquoi est ce tant une affaire de design ? Ma réponse tient en deux points.

La première parce que le design a beaucoup à voir avec les formes. Force est de constater le grand nombre de chaise qui existe pour la seule et même fonction de s'asseoir. La captation des données du compteur communicant n'est pas perceptible. Elle n'a pas de forme, on ne peut pas voir la technique, on ne peut pas porter attention au comptage des données.

La deuxième, parce que « le design ouvre à des conduites et non aux comportements[1] ». La captation des données du compteur communicant n'est pas réglable, on ne peut pas y faire attention, au sens pratique du terme.

Ces deux points font référence au texte de Bernard Steigler sur la « formation de l'attention[2] », qui fut étudié précédemment dans cette recherche. Le premier point porte sur l'attention psychologique, perceptive ou cognitive, et le second sur l'attention sociale, pratique ou éthique.

Les propositions hypothétiques présentées dans ce chapitre n'ont pour seul objectif d'exposer des pistes de recherches qui peuvent être potentiellement traitées par le design. Elles ne sont pas des solutions, ce sont des propositions qui s'appuient sur des textes et des points de vues repérés dans mes recherches et entretiens.

RÉSISTER À LA CAPTATION DES DONNÉES PERSONNELLES

LA « CONTRE-INFORMATION »

Comment établir une symétrie de pouvoir et de contrôle vis à vis de la captation des données personnelles dans les réseaux de distribution d'électricité dits « intelligents » ? Question de recherche que j'ai posé en introduction. Dans le chapitre précédant, nous avons étudié le problème d'asymétrie de contrôle des « *smart grids* », causé par la surveillance

---

1. Séminaire de Pierre-Damien Huyghe, Université Paris 1 Panthéon – Sorbonne, le 13/03/2104.
2. Ars Industrialis, « Attention, Rétention, Protection », *Pharmakon (pharmacologie)*, [en ligne]. Disponible sur : < http://arsindustrialis.org/pharmakon > (consulté le 08/05/2014).

des distributeurs d'électricité, qui veillent aux quantités d'électricité produites par divers moyens et aux consommations des individus et collectifs connectés à ce réseau électrique, en captant leurs données personnelles de consommation et de production avec des compteurs communicants. Établir une symétrie de contrôle, serait d'une certaine manière faire acte de résistance contre cette asymétrie. Et comment résister à la captation des données personnelles ? L'acte de résistance, est une formule que j'empreinte à Gilles Deleuze, qu'il a usité dans sa conférence « Qu'est ce que l'acte de création ? », pour expliquer ce qu'est et ce qui fait selon lui une « contre-information », une œuvre d'art et finalement un acte de création au sens large. En m'appuyant sur le diagnostic de Deleuze, je peux émettre comme première proposition, qui je préfère le rappeler est une réponse hypothétique à un problème des « smart grids » ciblé dans cette présente recherche, la création de « contre-information » pour et vers un acte de résistance contre la captation des données personnelles des compteurs communicants. Qu'est ce que la « contre-information » ? Je propose de comprendre cette notion employée par Gilles Deleuze comme un ensemble de mots d'ordre qui va et qui est contre un autre ensemble de mots d'ordre. Prenons l'exemple évoqué par Deleuze lors de sa conférence, où dans une société dictatoriale, on peut trouver de la « contre-information ».

> *« Par exemple, il y a des pays où dans des conditions particulièrement dures et cruelles, comme les dictatures, il y a de la contre-information. Du temps d'Hitler certains juifs arrivés d'Allemagne étaient les premiers à nous apprendre qu'il y avait des camps d'extermination. Ils faisaient de la contre-information[1]. »*

Selon Gilles Deleuze, la « contre-information » ne se suffit pas à elle seule, elle « ne devient efficace que quand elle est ou devient et elle est par nature, acte de résistance[2] ». Ainsi, dans le contexte d'un « smart grid », la création de « contre-informations » ne peut se valoir que si elle s'opère dans l'intention de résister à la captation des données personnelles du compteur communicant. Dans ce cas, la proposition à concevoir par le design serait de créer les objets nécessaires à cette opération. Objets que les individus ou collectifs connectés au réseau électrique « intelligent » utiliseraient, s'ils le souhaitent, pour résister

---

1. Gilles Deleuze, *Qu'est ce que l'acte de création ?*, La FEMIS et Arts Cahiers multimédia du Ministère de la Culture et de la Communication, conférence donnée dans le cadre des « Mardis de la Fondation », le 17/03/1987, [en ligne], Disponible sur : < http://www.youtube.com/watch?v=7DskjRer95s > (consulté le 11/05/2014).
2. Ibid.

à la captation des données du compteur communicant. Cela viendrait alors à l'encontre du dispositif de captation de ces compteurs, des décisions des distributeurs et du fonctionnement général du « *smart grid* ». Évidemment, cette proposition, qui selon moi est la plus critique, ne respecte pas les « impératifs de profitabilité » des compagnies d'électricité. Elle n'est qu'une hypothèse développée dans un cadre et un point de vue Deleuzien. Elle se formalise par des moyens techniques qui permettent à ces individus ou collectifs de « bidouiller » le système d'information du « *smart grid* », en envoyant des « contre-informations ». Ils pourraient détourner la communication, et donc, selon les termes de Gilles Deleuze, « le système contrôlé des mots d'ordre ». D'une certaine manière, les objets fabriqués dans cette proposition permettraient à ces individus ou collectifs d'écrire leurs propres données. Car, c'est effectivement un problème technique, un problème d'écriture. Le comptage des données du compteur communicant est un mécanisme automatique d'écriture invisible, inaccessible et inopérable. Il domine tout en assignant des comportements.

> « On pourrait effectivement brouiller la captation des données, en envoyant des contre-informations pour faire échouer ce design de comportement. Cette contre-information serait très certainement un premier geste pour emmener vers un design de conduites[1]. »

LE BOUTON « *OFF* »

En effet, la « contre-information » peut provoquer quelques réactions et ouvrir à une certaine vigilance du compteur communicant, mais elle est loin d'être suffisante, dans le sens où elle ne résout pas la non-réglabilité du compteur. Même s'il y a « contre-information », la technique de captation automatisée du compteur communicant domine toujours. Alors, comment stopper ce dispositif de captation de données ?

« En l'éteignant tout simplement », pourrait-on dire. C'est le fameux « bouton *OFF* » des objets communicants. Cette réponse, certes assez simple, peut-être ma deuxième proposition. Elle se formalise par des commandes d'activation et de désactivation du dispositif. Mais comme nous l'avons expliqué au début de cette recherche, si le compteur est éteint, l'individu ou collectif qui s'en servirait n'aurait plus accès à la disponibilité électrique du réseau. S'il fait le choix de désactiver le compteur, il ne pourra utiliser que l'électricité qui est produite de manière décentralisée (par exemple à domicile ou au bureau). Dans le cas où il ne disposerait pas de moyen de stockage, il serait contraint

---

1. Entretien avec Thierry Marcou, le 16/04/2014.

par le rythme de la production décentralisée et n'aurait alors de l'électricité disponible qu'à certain moment de la journée. Cette proposition de réponse, aussi critique que la précédente, laisse entrevoir un choix radical à effectuer chez ces individus ou collectifs entre l'acceptation ou le refus du dispositif. En somme, ils acceptent de se comporter en l'activant ou s'y refusent en le désactivant. Imaginons que ce dispositif est un « bouton *OFF* », les personnes ou groupes connectés au réseau électrique peuvent-ils et ont-ils pour autant les moyens d'adopter une conduite avec ce compteur ? Si ce compteur ne présente pas de commande de réglage de la captation des données, l'adoption d'une conduite est impossible. Si ces individus ou collectifs éteignent le compteur, ils ne sont plus « connectés au réseau électrique », puisqu'ils ne peuvent plus utiliser la disponibilité électrique du réseau. Évidemment, l'utilité du réseau électrique est indéniable.

« LA FORMATION DE L'ATTENTION »

LA « SOUS-VEILLANCE »

Pour Gilles Deleuze, communiquer de l'information, c'est demander aux individus de se comporter comme s'ils croyaient. Or, si l'on admet que ces individus ont les instruments adaptés pour voir, et maitriser la technique de captation de données, ils peuvent, d'une certaine manière « contrôler les contrôleurs ».

> « *L'information ce n'est pas seulement un moyen de contrôler l'individu, c'est aussi un moyen pour l'individu de contrôler les organisations. Le contrôle peut-être bidirectionnel. Cette idée doit être nouvelle par rapport au diagnostique de Gilles Deleuze, paru il y a déjà un moment, mais qui continu à être prégnant dans les discours de ceux qui pensent le numérique et l'innovation. Qu'est ce que la sous-veillance » énergétique ? Dans la première version de Linky, EDF gardait pour lui 90% des informations, ce qui l'inscrit dans un schéma Deuleuzien. La sous-veillance, c'est contrôler les contrôleurs[1].* »

Nous pouvons comprendre la « sous-veillance », comme acte de veiller à ce qui veille. Le compteur communicant veille aux pratiques

---

1. Entretien avec Thierry Marcou, le 16/04/2014.

énergétiques des individus ou collectifs. Cependant, il ne présente pas d'objet qui permet à ces personnes ou groupes de veiller à ce dispositif. D'une certaine manière, l'intention d'établir une « sous-veillance » dans une situation d'attention asymétrique serait tendre vers, ce que je propose d'appeler dans cette recherche afin de nous défaire des significations hiérarchiques des termes de surveillance et « sous-veillance », une attention réciproque et partagée. Il ne s'agit pas de veiller directement à nous-mêmes, bien que d'une certaine manière ce soit le cas, mais plutôt de veiller à ce qui veille sur nous. Concevoir des objets qui permettent aux individus de veiller à ce qui veille sur eux, les amènent aussi à veiller indirectement à eux-mêmes. Une « veillance » réciproque et partagée pallie à la délégation unidirectionnelle de l'attention. Marketing prédictif, captation et traitement des données personnelles, *Big Data*, objets communicants, internet des objets, *smart phones*, *smart cities*, *smart grids*, intelligence artificielle[1], neurotechnologies, neuroprothèse[2], transhumanisme[3]... Autant de mots qui témoignent que les moyens de veiller à ce qui veille sur nous tendent à disparaître. Aujourd'hui, le droit à l'attention est menacé.

ATTENTION PRATIQUE ET PERCEPTIVE

En s'appuyant de nouveau sur les termes de Bernard Steigler, nous pouvons constater qu'il n'existe pas au sujet de la captation des données personnelles du compteur communicant, d'*attention sociale*, pratique ou éthique[4].

---

1. Laurent Alexandre (expert en technologies du futur, chirurgien urologue de formation, diplômé de l'ENA, HEC et Sciences-Po, co-fondateur de Doctissimo. fr, président de DNA Vision), « La stratégie secrète de Google apparaît... », in : *Le Journal du Dimanche*, propos recueillis par Juliette Demey, le 08/02/2014, mis à jour le 09/02/2014, [en ligne]. Disponible sur : < http://www.lejdd.fr/Economie/Entreprises/Laurent-Alexandre-La-strategie-secrete-de-Google-apparait-652106 > (consulté le 15/05/2014).

2. Laurent Alexandre, « Encadrons les neuro-révolutionnaires », in : *LeMonde : Science et Techno*, le 05/05/2014, [en ligne]. Disponible sur : < http://www.lemonde.fr/sciences/article/2014/05/05/les-neuro-revolutionnaires_4411828_1650684.html > (consulté le 15/05/2014).

3. Alexandre Piquart, « Google, une certaine idéologie du progrès », in : *LeMonde : Économie*, le 26/09/2013, mis à jour le 04/10/2013, [en ligne]. Disponible sur : < http://www.lemonde.fr/economie/article/2013/09/26/google-une-certaine-idee-du-progres_3485155_3234.html > (consulté le 15/05/2014).

4. « Rappelons encore une fois que plusieurs projets, d'interfaces/interactions autour de l' « attention psychologique et sociale » sur la consommation et production totale d'un logement sont en cours d'expérimentations. »
Source : Entretien avec Gilles Rougon, le 18/06/2014.

Deux propositions sont alors envisageables par le design.

La première, qui est en cours d'expérimentation en France, consiste à créer des objets qui permettent de voir, de lire l'ensemble des activités de captation et de traitement des données personnelles du compteur. Quelles sont les données collectées ? Comment circulent-elles ? Où, quand et par qui sont-elles collectées, utilisées, partagées et vues ? Les individus ou collectifs peuvent à l'aide des ces outils de lecture veiller, porter attention, être vigilant, à la technique de ce dispositif.

La deuxième proposition se fonde en grande partie sur le texte de Pierre-Damien Huyghe, « Plaidoyer pour une technique hospitalisable ». Il s'agit de concevoir des objets de réglage de la captation et du traitement des données personnelles du compteur. Les individus ou collectifs peuvent à l'aide de ces objets faire attention, veiller dans son sens pratique, à la captation et à l'utilisation de leurs données. Ces réglages affectent la technique de captation du compteur. Un individu ou collectif peut débuter ces opérations sur le compteur, avec le réglage qu'il souhaite. Aucun ordre de priorité d'utilisation de ces réglages n'est établi. Par cette faculté d'être réglable, le compteur n'est plus un dispositif, mais un appareil, puisqu'il permet d'agencer à l'avance la captation et le traitement des données.

> « *L'instrument, l'outil, la machine ont pour commune fonction de transformer un matériau, de le soumettre à une forme. L'appareil au contraire est l'agencement du matériau, ce qui le rend disponible pour sa transformation ou sa mise en œuvre*[1] ».

Avec ces quelques phrases de Pierre-Damien Huyghe, tiré de son livre « L'art au temps des appareils », nous comprenons que les données personnelles sont admises comme matériau. Cette dernière proposition consiste à appareiller le compteur communicant en le munissant de commandes de réglage. Pierre-Damien Huyghe définit dans ce même ouvrage l'appareil en prenant comme exemple, l'appareil photographique :

> « *Un appareil photo est un instrument en tant qu'on l'utilise pour prendre des photos, c'est une machine au sens où il se constitue de mécanismes qui opèrent une transformation du mouvement, c'est un appareil au sens où il construit un rapport singulier et inédit*

---

1. Pierre Damien Huyghe, *L'art au temps des appareils*, Éditions L'Harmattan, le 01/2006, p.95.

à l'espace. Le fait que l'on parle d'appareil en photographie, et de moins en moins pour le téléphone, montre que la conscience du processus mis en œuvre dans l'acte de photographier prédomine sur la volonté de produire quelque chose ou l'intention : c'est possible tant que la photo n'est pas produite directement — contrairement à ce qui se passe dans le polaroïd ou l'appareil numérique — tant que le temps de pose, de réglage demeure sensible[1] ».

D'une certaine manière, le compteur communicant actuel est similaire à un polaroïd qui prend des photos continuellement, automatiquement, sans l'aide de personne. Dans cette dernière proposition, le compteur est, au même titre que l'appareil photographique, un appareil et en même temps un instrument et une machine. Instrument et machine parce qu'il transforme des flux électriques en données personnelles et appareil parce que l'on peut agencer cette transformation et définir l'existence de ces données. Existence[2], puisque c'est l'individu ou le collectif qui décide comment, quand et par qui leurs données circulent. Dans son sens étymologique, le terme exister signifie « sortir des environnements ». Concevoir le compteur électrique non plus comme un dispositif, mais comme un appareil, permettrait aux individus ou collectifs qui s'en serviraient de guider, de conduire leurs données vers l'extérieur.

---

1. Pierre Damien Huyghe, *L'art au temps des appareils*, Éditions L'Harmattan, le 01/2006, p.97.

2. Étymologie et du mot « exister », d'après le Trésor de la Langue Française informatisé : Étymol. Empr. au lat. class. *Ex(s)istere* « sortir de, se manifester, se montrer », [en ligne]. Disponible sur : < http://atilf.atilf.fr/dendien/scripts/tlfiv5/advanced.exe?8;s=3559650060 > (consulté le 14/05/2014).

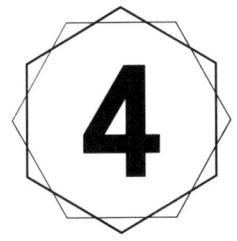

CONCLUSION

Voitures « intelligentes », maisons « intelligentes », réseaux électriques « intelligents », compteurs « intelligents », téléphones « intelligents », lunettes « intelligentes »[1], fourchettes « intelligentes »[2], poubelles « intelligentes »[3]... Bref tout semble devenir « intelligent ». Cette « quête d'intelligence » se cristallise par le développement des Technologies de l'Information et de la Communication, et des technologies de mesures et de contrôle en temps réel. Le réseau de distribution d'électricité dit « intelligent », aussi appelé « *smart grid* » a été le sujet de ce mémoire. Nous avons pu proposer une définition de ce réseau, expliquer son fonctionnement et son objectif d'équilibrage entre la production, la consommation et les capacités du réseau de distribution ; énumérer les divers avantages promus par les compagnies d'électricité, ainsi que les risques potentiels du mécanisme de comptage du compteur communicant actuel. Les risques de non-protection de la vie privée peuvent se manifester entre autre par l'exposition, le vol, le piratage, le traitement et l'exploitation insoutenable des données personnelles de consommation et de production électrique des individus et collectifs qui se servent de ce compteur. Nous avons compris que le terme d'intelligence employé dans l'appellation de ces réseaux, signifie la faculté de lire, de veiller à la consommation et production d'électricité de l'ensemble des individus ou collectifs connectés à ce réseau. Cette technique de lecture descendante provoque une surveillance continue, inopérable sur les habitudes.

---

1. Google Glass est une paire de lunettes avec réalité augmentée. Lancée en avril 2012, par Google au sein de son programme de recherche et développement, elle permet d'utiliser à l'aide d'un petit écran situé sur le coté de la lunette droite, une grande variété de fonctionnalité : agenda, GPS, musique, photo, vidéo, météo, messages...
Source : Site l'encyclopédie libre Wikipedia, *Google Glass*, dernière modification le 21/05/2014 [en ligne]. Disponible sur : < http://fr.wikipedia.org/wiki/Google_Glass > (consulté le 21/05/2014).

2. HAPIfork, une fourchette proposé par HAPI.com, (longueur : 200mm, largeur : 24,5 mm, hauteur : 15,70 mm, poids 65 grammes, composée d'un connecteur micro-USB, d'une batterie Lithium Polymère + 3,7V, d'un Microcontroller ARM Cortex-M0 Processor, d'une détecteur capacitif, d'un vibreur, de 2 LED, de 2 enveloppes plastiques), « HAPIfork – créée par Slow Control – est une fourchette connectée qui vous aide à (re)prendre le contrôle de votre alimentation en recueillant des informations sur votre comportement alimentaire ».
Source : Site de la société Hapi, *Hapifork*, [en ligne]. Disponible sur : < http://www.hapi.com/fr/products-hapifork.asp > (consulté le 16/05/2014).

3. Créée par un groupe de designers britanniques et allemands, BinCam est une poubelle qui analyse les déchets en prenant des photos à chaque fois que le couvercle est ouvert et refermé. Photos qui peuvent être aussi partagées sur Facebook.
Source : Site du projet BinCam [en ligne]. Disponible sur : < http://di.ncl.ac.uk/bincam/ > (consulté le 16/05/2014).

Cette recherche a été l'occasion d'analyser le compteur communicant Linky proposé par ERDF. En nous aidant d'un corpus composé d'entretiens, de textes et de conférences, nous avons conclu qu'il s'agit d'un dispositif qui ne présente aucun réglage de son mécanisme de comptage. Situation caractéristique d'une incurie, il est impossible pour l'individu ou le collectif qui s'en sert de régler, de faire attention, de voir et porter attention à ses réglages, bref d'adopter une conduite vis-à-vis de ce dispositif. Grâce au travail de Bernard Steigler sur la formation de l'attention, nous avons déduit qu'il n'existe au sujet du compteur communicant ni « *attention psychologique*, perceptive ou cognitive, ni *attention sociale*, pratique ou éthique ». En démontrant, avec l'aide des textes de Pierre-Damien Huyghe, que le design tient non pas à ouvrir à des comportements mais à des conduites, nous avons admis que le droit à l'attention est une affaire qui lui est propre. Nous avons soutenu l'idée que le design tient particulièrement à ces deux formes d'attention.

Par la suite, quelques propositions de pistes de recherches, qui peuvent être potentiellement et conjointement traitées par le design, ont pu émerger de cette étude. Nous avons passé en revue ces hypothèses et en avons conclu que certaines d'entre elles ne répondent pas, selon le cadre théorique défini dans cette présente recherche, au problème que nous avons ciblé sur le compteur communicant actuel. Ces propositions ne sont en rien figées, puisqu'elles manquent encore de spécifications et de retours. La première, s'appuyant sur les travaux de Gilles Deleuze, consiste à concevoir des moyens permettant de résister à la captation et au traitement des données en créant de la contre-information. Son objectif est d'offrir la possibilité aux individus ou collectifs qui se servent d'un compteur communicant, de brouiller son mécanisme de comptage. Intégrer un moyen de désactivation du mécanisme de comptage, fût notre deuxième proposition. C'est le fameux « Bouton *OFF* ». Celle-ci se construit d'avantage sur le choix entre l'acceptation ou le refus de ce dispositif. Ces deux premières propositions restent un premier geste vers une confrontation de ce dispositif, mais n'apportent pas de réponses au manque de « *technique de soin* » du compteur communicant d'aujourd'hui.

C'est pourquoi, deux autres hypothèses ont été proposées à la fin de ce mémoire. La première émane des travaux de Bernard Steigler sur « la formation de l'attention », et plus particulièrement, « l'*attention psychologique*, perceptive ou cognitive ». Il s'agit ici de concevoir des objets intégrés ou séparés du compteur, qui permettent aux individus ou collectifs qui s'en serviraient, de veiller, porter attention, être vigilant à la captation de leurs données personnelles, et aussi aux différents réglages qu'ils peuvent définir.

La deuxième, est issue en grande partie du texte « Plaidoyer pour une technique hospitalisable » de Pierre Damien Huyghe et de son livre « L'art au temps des appareils ». Elle consiste à appareiller le compteur communicant, en créant des objets qui permettent à ces individus ou collectifs de faire attention, dans son sens pratique, à la captation et au traitement des données personnelles. Cette proposition se cristallise sous la forme de commandes de réglage qui agissent directement sur le mécanisme de comptage.

Ces éléments de réponse hypothétiques clôturent ce mémoire, mais ouvrent à des recherches ultérieures, où le design a effectivement une opportunité à saisir. Si le design ouvre des objets à la conduite et non aux comportements, alors le droit à l'attention dans une société de contrôle est une affaire qui lui est propre.

BIBLIOGRAPHIE

SITES DE RÉFÉRENCE

- La Fondation Internet Nouvelle Génération, [en ligne].
  Disponible sur : < http://fing.org/ >.

- Le Collectif Bam, [en ligne].
  Disponible sur : < http://www.collectifbam.fr/ >.

- Wikipédia, l'encyclopédie libre, [en ligne].
  Disponible sur : < http://fr.wikipedia.org/wiki/Wikipédia:Accueil_principal >.

- Planetoscope, (Statistiques mondiales en temps réel) [en ligne].
  Disponible sur : < http://www.planetoscope.com/ >.

- Ministère de l'écologie, du développement durable et de l'énergie, [en ligne].
  Disponible sur : < http://www.developpement-durable.gouv.fr/Objectifs-europeens-2020-et-2050,13966.html >.

- Parlement Européen, [en ligne].
  Disponible sur < http://www.europarl.europa.eu/portal/fr >.

- Centre National de la Recherche Scientifique, [en ligne].
  Disponible sur : < http://www.cnrs.fr >.

- Trésor de la Langue Française informatisé, [en ligne].
  Disponible sur : < http://atilf.atilf.fr >.

- Commission Nationale de l'Informatique et des Libertés, [en ligne].
  Disponible sur : < http://www.cnil.fr/ >.

- Ars Industrialis, [en ligne].
  Disponible sur : < http://arsindustrialis.org/ >.

OUVRAGES

- Jeremy Rifkin, *L'âge de l'accès, la nouvelle culture du capitalisme*, traduit de l'anglais (Etats-Unis) par Marc Saint-Upéry, Édition La Découverte Poche, Paris, 2000.

- Jeremy Rifkin, *La Troisième Révolution Industrielle – Comment le pouvoir latéral va transformer l'énergie, l'économie et le monde*, traduit de l'anglais par Françoise et Paul Chemla, LLL Les Liens Qui Libèrent, 2012.

- Dominique Cardon, *La démocratie Internet, Promesses et Limites*, Éditions du Seuil et La République des Idées, le 09/2010.

- Fondation Internet Nouvelle Génération, *Mes Infos – Cahier d'exploration*, Paris, le 05/2013.

- Fondation Internet Nouvelle Génération, *Questions Numériques 2013/2014*, Paris, 2013.

- Pierre Damien Huyghe, *L'art au temps des appareils*, Éditions L'Harmattan, le 01/2006 (en cours de lecture).

ARTICLES

- Jean-Charles Guézel, « Les avancées d'Issygrid, le smart grid d'Issy-Les-Moulineaux », in : *LeMoniteur*, le 27/09/2013, [en ligne].
Disponible sur < http://www.lemoniteur.fr/181-innovation-chantiers/article/actualite/22477662-les-avancees-d-issygrid-le-smartgrid-d-issy-les-moulineaux > (consulté le 30 avril 2014).

- Parlement Européen, *Directive 2009/72/CE du Parlement Européen et du Conseil de 13 juillet 2009 concernant des règles communes pour le marché intérieur de l'électricité et abrogeant la directive 2003/54/CE*, Annexe 1 : Mesures relatives à la protection des consommateurs, 2009, [en ligne].
Disponible sur : < http://eur-lex.europa.eu/LexUriServ/LexUriServ.do?uri=CELEX:32009L0072:FRNOT > (consulté le 04/01/2014).

- Parlement Européen, *Réseaux intelligents : de l'innovation au déploiement*, Bruxelles, le 12/04/2011 [en ligne].
Disponible sur : < http://eurlex.europa.eu/LexUriServ/LexUriServ.do?uri=CELEX:52011DC0202:EN:HTML:NOT > (consulté le 04/01/2014).

- The White House, *president Obama Announces $3.4 Billion Investment to Spur Transition to Smart Energy Grid*, Washington,

27/10/2009, [en linge].
Disponible sur : < http://www.whitehouse.gov/the-press-office/president-obama-announces-34-billion-investment-spur-transition-smart-energy-grid > (consulté le 04/01/2014).

- Collectif Bam, *Alléger la ville*, Paris, le 09/2013, [en ligne].
Disponible sur : < http://www.collectifbam.fr/project/alleger-la-ville/ > (consulté le 04/01/2014).

- Ministère de l'écologie, du développement durable et de l'énergie, *Le post Kyoto et les perspectives européennes, Objectifs Européens 2020 et 2050*, le 08/02/2013, mis à jour le 23/01/2014, [en ligne].
Disponible sur : < http://www.developpement-durable.gouv.fr/Objectifs-europeens-2020-et-2050,13966.html > (consulté le 03/05/2014).

- Planetoscope (Statistiques mondiales en temps réel), *L'électricité solaire photovoltaïque en France*, [en ligne].
Disponible sur : < http://www.planetoscope.com/solaire/4-production-d-electricite-solaire-photovoltaique-en-france.html > (consulté le 04/05/2014).

- Centre National de la Recherche Scientifique, *L'Énergie Nucléaire dans le Monde*, le 06/2013, [en ligne].
Disponible sur : < http://www.cnrs.fr/cw/dossiers/dosnucleaire/darkcartes/1_production-mondiale-d-electricite.php > (consulté le 04/05/2014).

- M.-H. Bacqué, *L'intraduisible notion d'empowerment vue au fil des politiques urbaines américaines*, Territoires, n° 460, 2005.

- Commission Nationale de l'Informatique et des Libertés, *Les compteurs électriques intelligents en questions*, le 05 août 1010, [en ligne].
Disponible sur : < http://www.cnil.fr/documentation/fiches-pratiques/fiche/accessible/oui/article/les-compteurs-electriques-intelligents-en-questions/ > (consulté le 05/05/2014).

- Centre National de la recherche scientifique, Correspondant Informatique et Libertés, *Quelques repères juridiques pour les données à caractère personnel dans les banques de données de langue parlée en interaction*, le 24/05/2012, [en ligne].

- Disponible sur : < http://www.cil.cnrs.fr/CIL/spip.php?article1646 > (consulté le 07/05/2014).

- Commission Nationale de l'Informatique et des Libertés, *La formation restreinte de la CNIL prononce une sanction pécuniaire de 150 000 € à l'encontre de la société GOOGLE Inc.*, le 08/01/2014, [en ligne].
Disponible sur : < http://www.cnil.fr/linstitution/actualite/article/article/la-formation-restreinte-de-la-cnil-prononce-une-sanction-pecuniaire-de-150000-EUR-a-lencontre/ > (consulté le 07/05/2014).

- Agence France-Presse, « Les principales révélations d'Edward Snowden », in : *Libération : Monde*, le 21/10/2013, [en ligne].
Disponible sur : < http://www.liberation.fr/monde/2013/10/21/les-principales-revelations-d-edward-snowden_941235 > (consulté le 07/05/2014).

- Gilles Berhault, *Smart Grid : La révolution énergétique 2012 se trouve-t-elle dans votre placard à balais ?*, le 03/01/2012 [en ligne].
Disponible sur : < http://www.atlantico.fr/decryptage/smart-grid-revolution-energetique-2012-placard-electrique-energie-edf-gilles-berhault-258603.html#GHVakRbOs4Fvtgx2.99 > (consulté le 04/01/2014).

- Bernard Steigler, « La prison a été ma grande maîtresse », in : *Philosophie Magazine*, propos recueillis par Philippe Nassif, mensuel n°63, le 10/2012.

- Ars Industrialis, « Pharmacon, pharmacologie », *Pharmakon (pharmacologie)*, [en ligne].
Disponible sur : < http://arsindustrialis.org/pharmakon > (consulté le 08/05/2014).

- Ars Industrialis, « Attention, Rétention, Protention », *Pharmakon (pharmacologie)*, [en ligne].
Disponible sur : < http://arsindustrialis.org/pharmakon > (consulté le 08/05/2014).

- Ars Industrialis, « Technique de soi », *Techniques de soi*, [en ligne].

Disponible sur : < http://arsindustrialis.org/glossary/term/225 > (consulté le 08/05/2014).

- Pierre-Damien Huyghe, *Plaidoyer pour une technique hospitalisable*, Texte édité dans le cadre de l'entretien à la Galerie VIA, Paris, le 14/06/2011, p. 1, [en ligne].
Disponible sur : < http://pierredamienhuyghe.fr/documents/textes/huygheplaydoyertechniquehosp.pdf > (consulté le 09/05/2014).

- Agence France-Presse, « Nouveau vol massif de données personnelles chez Orange », in : *LeMonde*, le 06/05/2014, mis à jour le 07/05/2014, [en ligne].
Disponible sur : < http://www.lemonde.fr/technologies/article/2014/05/06/vol-de-donnees-chez-orange-1-3-million-de-clients-et-de-prospects-touches_4412570_651865.html > (consulté le 09/05/2014).

- P2P Fondation, Bill St Arnaud, *Smart Grid, Chap. Bill St Arnaud on Three Generation of Smart Grids*, le 10/2008, [en ligne].
Disponible sur : < http://p2pfoundation.net/Smart_Grid > (consulté le 04/01/2014).

- Laurent Alexandre, « La stratégie secrète de Google apparaît... », in : *Le Journal du Dimanche*, propos recueillis par Juliette Demey, le 08/02/2014, mis à jour le 09/02/2014, [en ligne].
Disponible sur : < http://www.lejdd.fr/Economie/Entreprises/Laurent-Alexandre-La-strategie-secrete-de-Google-apparait-652106 > (consulté le 15/05/2014).

- Laurent Alexandre, « Encadrons les neuro-révolutionnaires », in : *LeMonde : Science et Techno*, le 05/05/2014, [en ligne].
Disponible sur : < http://www.lemonde.fr/sciences/article/2014/05/05/les-neuro-revolutionnaires_4411828_1650684.html > (consulté le 15/05/2014).

- Alexandre Piquart, « Google, une certaine idéologie du progrès », in : *LeMonde : Économie*, le 26/09/2013, mis à jour le 04/10/2013, [en ligne].
Disponible sur : < http://www.lemonde.fr/economie/article/2013/09/26/google-une-certaine-idee-du-progres_3485155_3234.html > (consulté le 15/05/2014).

- Site l'encyclopédie libre Wikipedia, *Google Glass*, dernière modification le 21/05/2014 [en ligne].
  Disponible sur : < http://fr.wikipedia.org/wiki/Google_Glass > (consulté le 21/05/2014).

- Site de la société Hapi, *Hapifork*, [en ligne].
  Disponible sur : < http://www.hapi.com/fr/products-hapifork.asp > (consulté le 16/05/2014).

- Site du projet *BinCam* [en ligne].
  Disponible sur : < http://di.ncl.ac.uk/bincam/ > (consulté le 16/05/2014).

VIDÉOS

- Adesias, *Si c'est gratuit, vous êtes le produit.*, vidéo de 4min.52s. publiée le 15/07/2013 sur Youtube, [en ligne].
  Disponible sur : < http://www.youtube.com/watch?v=8vLS-f1i4E7A > (consulté le 09/05/2014).

- ConsoMag et l'UFC-Que choisir, *Mode d'emploi du compteur communiquant Avec l'UFC-Que choisir*, émission du 07/04/2014, [en ligne].
  Disponible sur : < http://www.conso.net/video/visionneuse_conso.php?videoDocIdy=27337 > (consulté le 08/05/2014).

CONFÉRENCES

- Gilles Deleuze, *Qu'est ce que l'acte de création ?*, La FEMIS et Arts Cahiers multimédia du Ministère de la Culture et de la Communication, conférence donnée dans le cadre des « Mardis de la Fondation », le 17/03/1987, [en ligne].
  Disponible sur : < http://www.youtube.com/watch?v=7DskjRer95s > (consulté le 11/05/2014).

- Pierre-Damien Huyghe, *L'innovation comme maître-mot*, « Rencontres des ateliers », Conférence donnée dans le cadre des travaux de l'Atelier INFORME de l'ENSCI – Les Ateliers dirigé par Stéphane Villard avec Patrick De Glo De Besses, le 08/10/2013, [en ligne].
  Disponible sur < http://www.ensci.com/actualites/rencontres-des-ateliers/une-rencontre/article/18261/ > (consulté le 11/05/2014).

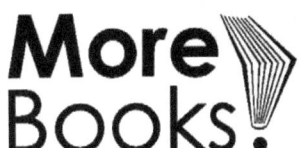

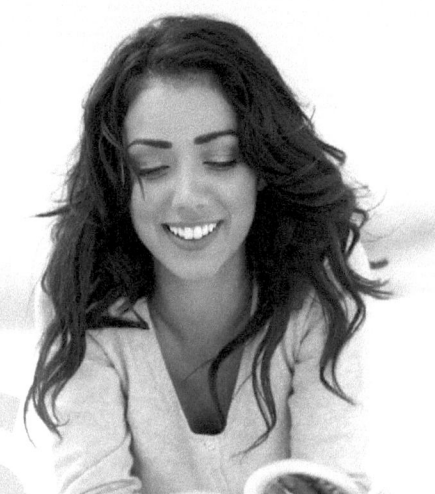

Oui, je veux morebooks!

I want morebooks!

Buy your books fast and straightforward online - at one of the world's fastest growing online book stores! Environmentally sound due to Print-on-Demand technologies.

Buy your books online at
www.get-morebooks.com

Achetez vos livres en ligne, vite et bien, sur l'une des librairies en ligne les plus performantes au monde!
En protégeant nos ressources et notre environnement grâce à l'impression à la demande.

La librairie en ligne pour acheter plus vite
www.morebooks.fr

SIA OmniScriptum Publishing
Brivibas gatve 1 97
LV-103 9 Riga, Latvia
Telefax: +371 68620455

info@omniscriptum.com
www.omniscriptum.com

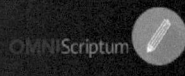

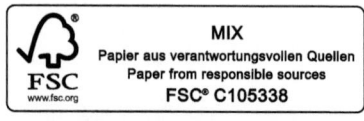

Printed by Books on Demand GmbH, Norderstedt / Germany